# UMA HISTÓRIA GLOBAL E BRASILEIRA DA AIDS, 1986-2021

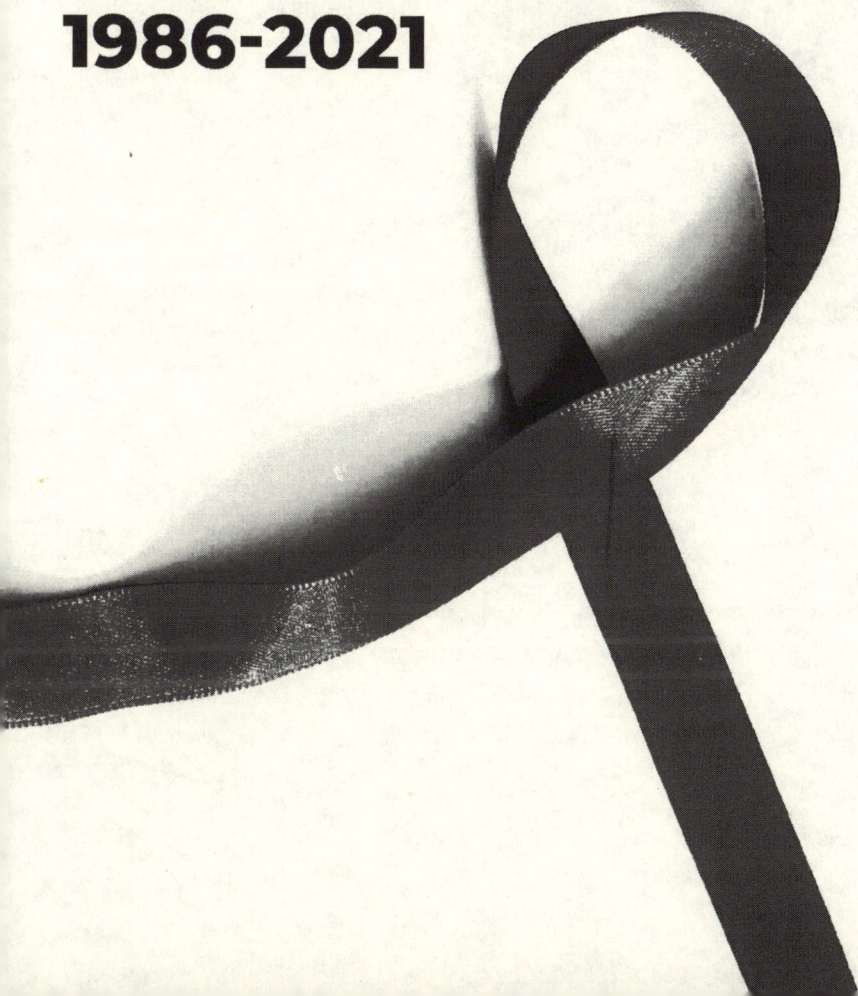

Marcos Cueto
Gabriel Lopes

# UMA HISTÓRIA GLOBAL E BRASILEIRA DA AIDS, 1986-2021

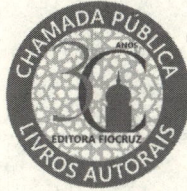

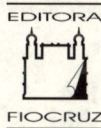

CHAMADA PÚBLICA
LIVROS AUTORAIS
EDITORA FIOCRUZ

EDITORA
FIOCRUZ

Revisão
  *Allan Alves*

Normalização de referências
  *Clarissa Bravo*

Projeto gráfico, capa, editoração e tratamento de imagens
  *Adriana Carvalho Peixoto da Costa e Carlos Fernando Reis*

Produção editorial
  *Phelipe Gasiglia*

Catalogação na fonte
Fundação Oswaldo Cruz
Instituto de Comunicação e Informação Científica e Tecnológica em Saúde
Biblioteca de Saúde Pública

---

C965h    Cueto, Marcos. Uma História Global e Brasileira da Aids, 1986-2021 / Marcos Cueto e
Gabriel Lopes. — Rio de Janeiro : Editora Fiocruz, 2023.

174 p.
ISBN: 978-65-5708-183-9
Inclui Bibliografia.

1. Síndrome de Imunodeficiência Adquirida - história. 2. Direitos Humanos.
3. Ativismo Político. 4. Saúde Global. 5. COVID-19. 6. Brasil. I. Lopes, Gabriel. II. Título.

CDD - 23.ed. – 614.59930981

---

Glauce de Oliveira Pereira – Bibliotecária CRB 7/5642

2023
EDITORA FIOCRUZ
Av. Brasil, 4036, térreo, sala 112
Campus Maré
Manguinhos
21040-361 – Rio de Janeiro, RJ
(21) 3882-9039 e 3882-9041
editora@fiocruz.br
www.fiocruz.br/editora

 @editorafiocruz
 @editora_fiocruz
 @editorafiocruz
 @editorafiocruz

Editora filiada

**ABEU**

Associação Brasileira
das Editoras Universitárias

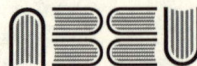

# SUMÁRIO

# PREFÁCIO

Em *Uma História Global e Brasileira da Aids, 1986-2021*, Marcos Cueto e Gabriel Lopes fazem uma contribuição seminal para nossa compreensão da história do HIV e da aids, tanto nacionalmente quanto globalmente. Um aspecto notável deste livro está na habilidosa captura, feita pelos autores, da interseção entre a experiência brasileira da epidemia e o desenvolvimento mais amplo da saúde global. Eles retratam de forma eficaz como a saúde coletiva, em uma perspectiva mundial, sofreu transformações significativas, passando do que era então chamado de saúde internacional, no final do século XX, para o conceito contemporâneo de saúde global, no início do século XXI. Embora possa ter sido um *acidente histórico* que a pandemia de aids tenha surgido e se estabelecido em todo o mundo durante as últimas décadas do século XX, é evidente que a resposta de saúde coletiva à pandemia foi, não por acaso, um dos principais impulsionadores da transição da saúde internacional para a saúde global; em um sentido muito real, pode-se argumentar que o HIV e a aids desempenharam um papel decisivo na *invenção* do campo da saúde global em sua presente conformação (Brandt, 2013).[1] O caso específico da história da aids no Brasil foi parte fundamental da invenção; é essa história que Marcos Cueto e Gabriel Lopes oferecem aos leitores neste importante livro.

Não é surpresa que os autores tenham sido capazes de possibilitar *insights* únicos sobre essas interfaces complexas. Marcos Cueto tem se estabelecido, há décadas, como um dos principais historiadores da saúde coletiva na América Latina e em todo o mundo. Sua obra sobre HIV e aids no Peru e sobre a história da saúde pública e da medicina na América Latina, da Organização Pan-Americana da Saúde (Opas) e da Organização Mundial da Saúde (OMS) (Cueto, 2001, 2007;

---

[1] BRANDT, A. How AIDS invented global health. *The New England Journal of Medicine*, 368(23): 2.149-2.152, 2013.

Cueto, Brown & Fee, 2019)[2, 3, 4] fez dele uma das figuras pioneiras na história da saúde global. Poucos outros estudiosos poderiam trazer uma experiência tão rica para a análise historiográfica da aids no Brasil e das formas como essa história se entrelaça com a da saúde global. Gabriel Lopes é amplamente reconhecido como estrela em ascensão de uma nova geração de historiadores da saúde coletiva. Seu trabalho sobre a história da saúde pública no Brasil, a interface entre saúde humana e animal, e a história e política da erradicação de doenças já o marcou como alguém de quem podemos esperar ouvir – e ler – por décadas (Lopes, 2020).[5] Juntos, Cueto e Lopes formam uma equipe ideal para explorar arquivos nacionais e internacionais a fim de interpretar a história de como a resposta ao HIV e à aids no Brasil evoluiu, como foi moldado – ao mesmo tempo que moldou – o campo mais amplo da saúde global e como essas duas arenas, a brasileira e a global, intersectaram-se tanto em relação à aids quanto no recente cataclismo da pandemia de covid-19.

*Uma História Global e Brasileira da Aids, 1986-2021* é um livro com muitos esclarecimentos e lições. Apesar de a narrativa histórica e a análise cuidadosa da ampla gama de fatores que moldaram essa história serem centrais para o que Cueto e Lopes oferecem neste trabalho, vale destacar algumas outras contribuições importantes dos autores. Especialmente importante é a compreensão proveniente, ao longo do texto, do que pode ser descrito como uma *"assemblage* da saúde global": a miríade de peças e partes interconectadas, simultaneamente estruturais e processuais, que compõem o campo de saúde global contemporâneo, configurado pela insistente presença do HIV e da aids (Brown, Craddock & Ingram, 2012).[6] No decorrer deste trabalho, uma vasta gama de atores e entidades vem à tona, na construção da narrativa, com suas participações e interações. Isso inclui ativistas, movimentos sociais, organizações não governamentais (ONGs) e organizações comunitárias, além de fundações, entidades

---

[2] CUETO, M. *Culpa y Coraje: historia de las políticas sobre el VIH/Sida en el Perú*. Lima: Consorcio de Investigación Económica y Social, 2001.

[3] CUETO, M. *O Valor da Saúde: história da Organização Pan-Americana da Saúde*. Rio de Janeiro: Editora Fiocruz, 2007.

[4] CUETO, M.; BROWN, T. M. & FEE, E. *The World Health Organization: a history*. Cambridge: Cambridge University Press, 2019.

[5] LOPES, G. *O Feroz Mosquito Africano no Brasil: o Anopheles gambiae entre o silêncio e a sua erradicação (1930-1940)*. Rio de Janeiro: Editora Fiocruz, 2020. (História e Saúde)

[6] BROWN, T.; CRADDOCK, S. & INGRAM, A. Critical interventions in global health: Governmentality, risk, and assemblage. *Annals of the Association of American Geographers*, 102(5): 1.182-1.189, 2012.

filantrópicas, centros de pesquisa universitária e agências de financiamento de pesquisa. Ademais, instituições governamentais, como os ministérios da Saúde e seus programas e políticas, têm atuação crucial. Agências de desenvolvimento bilaterais e multilaterais, como a Agência dos Estados Unidos para o Desenvolvimento Internacional (USAID) e o Banco Mundial (BM), também são atores importantes, ao lado de organismos internacionais como a Organização Mundial do Comércio (OMC).

Como os autores mostram, essa narrativa também inclui empresas fabricantes de medicamentos – *Big Pharma*, produtores de medicamentos genéricos e farmacêuticas públicas, como o Instituto de Tecnologia em Fármacos da Fundação Oswaldo Cruz (Farmanguinhos/Fiocruz). A Organização das Nações Unidas (ONU) e suas agências especializadas, incluindo a OMS e o Programa Conjunto das Nações Unidas sobre HIV/AIDS (UNAIDS, na sigla em inglês), igualmente desempenham papéis essenciais por meio de vários órgãos decisórios, como a Assembleia Mundial da Saúde e a Assembleia Geral das Nações Unidas, com seus documentos e suas declarações diplomáticas capazes de influenciar o curso dos eventos. Além disso, houve o surgimento de novas iniciativas de saúde global, como o Multi-Country AIDS Program (MAP), do BM, o Plano de Emergência do Presidente para o Alívio da Aids (PEPFAR, na sigla em inglês), dos Estados Unidos, a Agência de Saúde Global (UNITAID, na sigla em inglês) e as parcerias público-privadas – o Fundo Global e a Aliança Global para Vacinas e Imunização (GAVI, na sigla em inglês), por exemplo. Esses elementos propiciam ainda mais complexidade ao desenvolvimento narrativo e destaque a diversos tópicos de relevância. Ao longo deste volume, vemos a *assemblage* da saúde global emergir da *assemblage* da saúde internacional anterior, mudando sua forma e seus contornos ao longo do tempo. A análise deixa claro que esses amálgamas em mudança não são simplesmente impostos, mesmo que o viés e a dominação do Norte façam, inquestionavelmente, parte do campo de jogo nada nivelado. Eles também são impactados e, de fato, envolvem e incorporam instituições e atores nacionais, do Sul e do Norte, como integrantes de sua arquitetura e operação complicadas.

Juntamente com essa *assemblage* em constante mudança, Cueto e Lopes desvendam e oferecem novos ângulos de percepção sobre o que pode ser descrito como complexos imaginários da saúde pública e da saúde global (Parker & Aggleton, 2023; Fassin, 2015).[7, 8] Esses complexos englobam diversos paradigmas conceituais, tais

---

[7] PARKER, R. G. & AGGLETON, P. People, politics and death – international, national and community responses to HIV and covid-19. *In*: GARCIA-IGLESIA, J.; NAGINGTON, M. & AGGLETON, P. *Viral Times: HIV, covid-19 and Beyond*. London: Routledge, 2023.

[8] FASSIN, D. Public health. *In*: RHODES, R. A. W. & BEVIR, M. *Routledge Handbook of Interpretive Political Science*. London: Routledge, 2015.

como grupos de risco e comportamentos, vulnerabilidade social, desigualdade social, gênero e raça. Os autores ampliam nosso entendimento da política de dados empíricos e das formas de análise, incluindo anos de vida ajustados por incapacidade (DALYs, na sigla em inglês) e métricas semelhantes que dominam cada vez mais o campo. Eles aprofundam-se, ainda, nos princípios éticos e valores políticos que sustentam as abordagens coletivas da saúde, como os direitos humanos e a justiça sanitária.

Como em qualquer epidemia que surge, especialmente em escala global, os imaginários da saúde pública inevitavelmente se expandem e se transformam. Novas formulações sociais e culturais são concebidas e colocadas em prática, fazendo com que o panorama da saúde pública continue a evoluir e se adaptar aos desafios apresentados por cenários epidêmicos e pandêmicos emergentes. Por exemplo, sexo seguro e redução de danos, práticas originadas por comunidades afetadas, oferecem mais do que apenas inovação: significam formas de resistência que questionam a hegemonia dos ditames da saúde pública, dominados oficialmente. Essas inovações baseadas na comunidade oferecem alternativas que desafiam os conceitos de saúde pública convencionais, como a abstinência e as estratégias de modificação do comportamento baseadas em teorias psicológicas individuais – a teoria da ação deliberada, o modelo de crenças sobre a saúde, o modelo das fases da mudança etc. Em vez disso, elas abrem um leque de possibilidades para imaginar alternativas para viver no contexto de uma epidemia.

A solidariedade, com todos os seus significados políticos e éticos profundamente enraizados, simboliza uma *vacina* contra o estigma e a discriminação – uma recusa à noção de que possa haver distinções aceitáveis entre "vítimas inocentes" e "vítimas responsáveis por seu próprio comportamento". *Vida Antes da Morte* (Daniel, 1989)[9] tornou-se um manifesto para pessoas que se recusam a ser transformadas em nada mais do que pacientes; viver com aids passou a ser uma alternativa empoderada ao simples e redutor fato de morrer dela. Questionar as políticas de saúde reprodutiva impostas externamente – implementadas por administrações republicanas conservadoras que proíbem a assistência global de saúde dos Estados Unidos de ser usada para informação, defesa, encaminhamento ou serviços relacionados ao aborto –, como a Lei Global da Mordaça, e confrontar as medidas de prevenção ABC – *abstinence, be faithful, condoms* – com pesquisas sobre a construção social dos significados sexuais consistem em formas de agir e lutar, por parte de acadêmicos e ativistas.

---

[9] DANIEL, H. *Vida Antes da Morte/Life Before Death*. Rio de Janeiro: Jaboti, 1989.

Da mesma forma, a insistência brasileira de que toda vida importa e a ideia de saúde como uma questão de justiça social, do direito fundamental à saúde – consagrada na Constituição de 1988, no início do processo histórico que Cueto e Lopes analisam aqui –, formaram um dos blocos de construção mais importantes da luta global pelo acesso universal ao tratamento no Sul global e no Norte global. Assim como Herbert de Souza, o Betinho, denunciou na década de 1980 a mercantilização vulgar da saúde, em sua campanha para afirmar que "sangue não é mercadoria", o espírito de resistência incorporado pelos ativistas brasileiros do HIV e da aids e pelo movimento de Reforma Sanitária ecoou, anos mais tarde, nas palavras de Luiz Inácio Lula da Silva: o presidente brasileiro declarou que a saúde teria prioridade sobre o comércio, ao anunciar a licença compulsória do efavirenz. Em suma, o estudo de caso do HIV e da aids no Brasil apresentado em *Uma História Global e Brasileira da Aids, 1986-2021* deixa claro que também há espaço para desafiar as configurações neocoloniais e que os ativistas, pesquisadores e formuladores de políticas brasileiros foram excepcionais nesse sentido. Com suas ações, esses grupos impactaram não apenas o universo de políticas no Brasil, mas também intervieram de forma importante nos imaginários e nas *assemblages* construídos em relação à resposta global à aids.

O trabalho realizado neste livro tanto nos ajuda a entender melhor a complexidade da arena global de saúde contemporânea, com suas *assemblages* e seus imaginários, quanto nos permite ter uma visão clara sobre as maneiras pelas quais a política, as circunstâncias e os processos políticos em mutação moldam a saúde. Isso inclui processos-chave como a redemocratização, a consolidação da democracia liberal, o surgimento de rupturas democráticas e o crescimento do populismo autoritário, à medida que delineiam e influenciam a saúde coletiva nacional e transnacionalmente. É destacado, aqui, o quanto as possibilidades de sucesso – e as de fracasso – na resposta aos desafios da saúde coletiva e no desenvolvimento de políticas e programas de saúde dependem de contextos e de conjunturas políticas mais amplas. Os autores mostram como é difícil construir respostas eficazes a dilemas tão grandes quanto os que as pandemias – de HIV/aids, de covid-19 – representam; revelam como é fácil, para atores e movimentos políticos reacionários e autoritários, destruir muito do que foi construído meticulosamente ao longo do tempo e violar os princípios ético-políticos mais fundamentais em nome de uma ilusória liberdade que camufla a barbárie. Assim, com este livro é possível ter esperança e inspiração, bem como cautela para reconhecer o quão frágeis podem ser a democracia e a saúde coletiva em um mundo repleto de ameaças e dificuldades constantes.

Em *Uma História Global e Brasileira da Aids, 1986-2021*, Marcos Cueto e Gabriel Lopes oferecem aos seus leitores uma espécie de aula magistral sobre como escrever a história da saúde coletiva na era global. Eles capturam a natureza interativa do sistema global contemporâneo, que certamente é caracterizado por muitas formas de desigualdade combinadas em configurações frequentemente neocoloniais. Eles também nos mostram que existe espaço para trocas bidirecionais e, mesmo no contexto da hegemonia neocolonial, é possível validar perspectivas alternativas de forma importante. Eles demonstram claramente que o tempo da análise histórica atrelada somente a unidades delimitadas, sejam comunidades locais sejam Estados-nação específicos, passou. A história da saúde e da medicina, na era da saúde global, só pode ser adequadamente compreendida com a devida atenção à complexidade das interações e interseções globais. Se os desenvolvimentos históricos locais e nacionais são profundamente impactados por processos e estruturas transnacionais, a saúde global também é influenciada e moldada por desenvolvimentos que ocorrem nacional e localmente; poucos estudos de caso estendidos ilustram isso tão claramente quanto esta história da resposta à aids no Brasil e das contribuições do Brasil para a resposta à aids no mundo.

*Richard Parker*

Professor titular emérito de ciências sociomédicas e antropologia da Universidade de Columbia, editor-chefe da revista científica *Global Public Health* e diretor-presidente da Associação Brasileira Interdisciplinar de Aids (Abia)

# APRESENTAÇÃO

Às vezes, a história de um país e a história da saúde nacional e internacional caminham lado a lado, gerando um protagonismo singular no cenário global. Esse foi o caso das respostas à aids no Brasil, em nossa análise (1986-2021), quando o país experimentou um ciclo acelerado de auge e declínio da capacidade de enfrentar os desafios impostos por essa doença ao longo dos anos. Entre 1985 e princípios da década de 1990, o Brasil ressurgiu das cinzas da Ditadura Militar instaurada em 1964, para abrigar, em um sistema democrático, vozes diversas, corajosas e, por vezes, contraditórias acerca de uma doença misteriosa que causava pânico, estigmatização e morte súbita. Essas vozes foram articulando-se em uma parceria que atingiu, em 2001, uma liderança mundial incomum quando o país e seu programa de aids foram considerados um modelo. Embora muitos associem a queda do Brasil – assim como a de suas políticas de controle da enfermidade – ao governo de Jair Bolsonaro, iniciado em janeiro de 2019, com ataques à democracia e dissolução do Programa Nacional de Aids do Ministério da Saúde (MS), o retrocesso começou antes. Para compreender esse complexo processo de apogeu e queda, é necessária uma perspectiva histórica sobre as origens, as inovações, as conquistas, os revezes e o drama da política sanitária brasileira, entrelaçada aos acontecimentos globais.

A aids foi e é uma doença de grande impacto em virtude do encadeamento de diferentes dimensões científicas, sanitárias e sociais, bem como das respostas globais e locais ocorridas no período de seu surgimento. Logo após os primeiros casos, em 1981, a epidemia criou, no imaginário cultural, temores e ansiedades coletivas responsáveis por associar a morte repentina às identidades consideradas desviantes e às condutas sexuais discriminadas, sobre as quais recaíram penosos estigmas – um antigo problema que se reatualizou como poucas vezes até então. Em termos sociais, sua presença estimulou a emergência de novos protagonistas sanitários, entre eles ativistas e organizações não governamentais (ONGs) defensoras de novas prioridades na saúde pública, como os direitos humanos. Esses grupos fomentaram amplas lutas e negociações, com fins de estabelecer parcerias com governos, empresas farmacêuticas e organizações internacionais. Os cientistas, por sua vez, aprofundaram os conhecimentos para controlar uma patologia cujo agente etiológico é um retrovírus especialista em esconder-se e replicar-se nas células dos seres humanos. Para os pesquisadores, ativistas e profissionais da saúde pública, o HIV e a aids foram, e ainda são, um grande desafio para o estabelecimento de continuidades entre as esferas da prevenção e tratamento – e para o questionamento da ideia de que apenas o fornecimento de informações corretas à população seria capaz de transformar os comportamentos de risco. Dada a extensão mundial da pandemia, acrescida de pressão dos ativistas e dos profissionais da saúde, os governos e as organizações internacionais foram forçados a reconhecer que a necessidade de salvar vidas pode ser mais importante do que a contínua e irrestrita defesa do lucro. Trata-se, pois, de uma questão que não deve se limitar aos interesses do sistema de comercialização dos medicamentos antirretrovirais (ARVs) das empresas farmacêuticas transnacionais.

Na história científica da epidemia de aids, o período de 1981 a 1985 foi um momento de ansiedade, surpresa e incerteza sobre as causas e os meios de transmissão de uma nova doença. No Brasil, em meados da década de 1980, tornou-se evidente a existência de casos em quase todas as grandes cidades. Foi também nesse intervalo que aconteceram as primeiras respostas de sanitaristas, cientistas e ativistas, as quais superaram a resistência de autoridades que, inicialmente, consideraram a aids um problema de menor importância em relação a outras doenças, como malária e dengue. O principal argumento para não priorizar o enfrentamento da aids no Brasil consistia na ideia de que ela não seria epidêmica em território nacional e estaria restrita aos Estados Unidos (EUA) e à Europa. Em 1985, foi criada, em São Paulo, a primeira ONG do Brasil e da América Latina na luta contra a aids, o Grupo de Apoio à Prevenção à Aids (Gapa); no ano seguinte, foi constituído o Programa Nacional de Controle de Doenças Sexualmente Transmissíveis e Aids do MS (PN-DST/aids), liderado por Lair Guerra de Macedo, bióloga que havia trabalhado no estudo e controle de infecções sexualmente transmissíveis (ISTs) e participado da I Conferência Internacional de Aids, realizada em Atlanta, nos EUA, em abril de 1985. A institucionalização das respostas à aids esteve relacionada com outros eventos científicos – nacionais e internacionais – ocorridos na mesma época, como o Primeiro Congresso Brasileiro de Doenças Sexualmente Transmissíveis, que aconteceu conjuntamente com o Primeiro Encontro Latino-Americano de Aids, no Rio Grande do Sul.

Em 1987, uma equipe do Departamento de Imunologia do Instituto Oswaldo Cruz da Fundação Oswaldo Cruz (IOC/Fiocruz), no Rio de Janeiro, sob o comando do imunologista Bernardo Galvão, isolou o vírus HIV pela primeira vez no Brasil e na América Latina. Esse feito abriu caminho para o desenvolvimento de testes de diagnóstico sorológico rápidos e baratos; as testagens permitiram estudar a extensão da epidemia, trabalhar nos cuidados dos doentes e averiguar os bancos de sangue brasileiros nos hospitais. É importante salientar que esse trabalho científico possibilitou a inserção do Brasil na saúde global, que tinha como prioridade a nova doença. A Fiocruz foi convidada, em 1989, a integrar a Rede Internacional de Laboratórios para o Isolamento e a Caracterização do HIV-1 – até então, a versão do vírus responsável pela maior parte de infeções globais –, coordenada pelo Programa Mundial de Aids da Organização Mundial da Saúde (OMS). Entre os objetivos do programa estavam a avaliação e a padronização dos métodos laboratoriais para identificar, monitorar e estudar o HIV.

Na perspectiva das histórias interconectadas do Brasil e da aids, estruturamos nossa narrativa entre os anos de 1986 e 2021, dividindo-a em três grandes períodos com fronteiras sobrepostas. Cada um é analisado em um capítulo e procuramos, neles, encontrar um equilíbrio entre as descrições dos problemas, os debates, as decisões políticas e sanitárias mais relevantes, o contexto no qual interagem atores nacionais e internacionais e as nossas interpretações. Neste livro, precisamos tomar decisões que não contemplaram tópicos substanciais, tais como: as vozes de pessoas vivendo com aids; o crescimento dos grupos de pesquisa em doenças infecciosas e virais; a discussão da trajetória epidemiológica do HIV; as mudanças nos paradigmas sexuais; a transição do predomínio de ONGs que defendiam uma cultura homossexual na década de 1970 e no início da de 1980; a liderança de ONGs focadas na aids, dirigidas por gays desde meados da década de 1980; o impacto da doença entre as mulheres; a situação de estados brasileiros específicos; e as comunidades rurais. Um dos processos não analisados neste trabalho foram as esperanças – infelizmente frustradas – dos cientistas em elaborar uma vacina, estimuladas pela identificação de anticorpos específicos do vírus na corrente sanguínea. A propósito, ao final da década de 1980, o Programa Global de Aids (GPA, na sigla em inglês) da OMS organizou um importante estudo colaborativo sobre o HIV em larga escala. O programa contava com quatro países em potencial para testes de vacinas: Brasil, Ruanda, Tailândia e Uganda. Embora esses esforços não tenham obtido resultado, devido às verbas insuficientes para as pesquisas e aos desafios científicos em estudar uma doença retroviral complexa como o HIV, as pesquisas desenvolvidas permitiram compreender melhor o vírus e as respostas imunes relacionadas a ele.

Buscamos respeitar os principais termos históricos utilizados para identificar as minorias sexuais, porque cada um deles representa distintos momentos na luta pelo respeito e pela inclusão de pessoas de diversas orientações sexuais e identidades de gênero. No segundo e terceiro capítulos, utilizamos os vocábulos gays e LGBT, com a ressalva de que gays foi predominantemente empregado nas décadas de 1980 e 1990 e defendido contra designações estigmatizantes, como *aidéticos*. O termo LGBT, por sua vez, tornou-se popular na virada do século XXI para incluir a diversidade de grupos que sofrem diferentes tipos de violência pelo fato de não se adequarem aos referenciais normativos da sociedade. No último período, que dá conta da etapa final de desmantelamento das políticas progressistas contra aids no Brasil entre 2016 e 2020, utilizamos uma sigla de sete letras. Ela é mais abrangente, representa mais orientações e identidades e inclui pessoas que transitam entre as noções tradicionais de gênero, discriminadas e vulneráveis à aids – LGBTQIA+: lésbicas, gays, bissexuais, transexuais ou transgêneros, *queer*, intersexo, assexuais; o símbolo + é utilizado para incluir outras variações de sexualidade e gênero.

O primeiro período, estudado no capítulo 1, estende-se de 1987 a 1996, quando a ciência e os direitos humanos entrelaçaram-se para controlar a doença e superar a discriminação aos doentes, culpabilizados por um suposto castigo divino e moral. Essa tessitura teve como pano de fundo o processo de democratização do país, o que permitiu o surgimento de ONGs, como as que lutaram pelos direitos dos gays e dos doentes. Foi nesse contexto que houve a consolidação do movimento de Reforma Sanitária, uma mobilização de médicos, sanitaristas e outros profissionais que nasceu no contexto da luta contra a Ditadura Militar na década de 1970 e teve como referência a 8ª Conferência Nacional de Saúde, de 1986. Houve também o reconhecimento da saúde como um direito do cidadão na Constituição de 1988 e a criação do Sistema Único de Saúde (SUS), em 1990. Profissionais da saúde, inspirados pela Reforma Sanitária, fizeram parte de uma coalizão com ativistas para lutar pelo controle da doença. O movimento ampliou-se e passou a ser apoiado por organismos internacionais, como a Fundação Ford (FF) e o Programa Especial de Aids da OMS – posteriormente renomeado, substituído pelo GPA –; depois de alguns confrontos e reajustes, passou a reunir funcionários do governo brasileiro e a incorporar mais ativistas (Minayo, 1995).

É importante mencionar que as respostas oficiais brasileiras – como as de outros países em desenvolvimento – foram um tanto tardias. Os primeiros casos da enfermidade, no Brasil, foram diagnosticados no início da década de 1980, quando a doença era pouco conhecida entre os sanitaristas e existiam poucos métodos de diagnóstico e terapia, sendo noticiada pelos jornais como um problema estrangeiro (Barata, 2006). A resposta inicial das autoridades estaduais e federais aconteceu somente em 1986, iniciada pelo estado de São Paulo. Nesse ano, quando a doença já atingia alguns milhares de pessoas, o MS criou o PN-DST/aids. Nos anos seguintes, ele cresceu, tornou-se uma pasta especial e teve diversos nomes, mas permaneceu no segundo ou terceiro escalão do ministério até 2019. Entre 1993 e o início do século XXI, o programa financiou ações de prevenção, testes de HIV, vigilância epidemiológica, capacitação de pessoal e atendimento aos doentes por meio de convênios firmados com o Banco Mundial (BM), ações que empoderaram funcionários, estados, municípios e ONGs interessados em implementar políticas e programas de controle da doença.

Denominamos o segundo período – e, portanto, o capítulo 2 – com um título que sugere o seu conteúdo: "Globalizando a saúde brasileira e abrasileirando a saúde global". O período compreende os anos de 1996 a 2007, quando o Brasil combinou intervenções preventivas, tratamento universal contra a aids e luta contra a homofobia, convertendo-se em uma referência nos debates sobre os ARVs serem mercadorias ou bens públicos. No decorrer de pouco mais de uma década, o Brasil passou de um lugar periférico da saúde global para um país de papel central no fluxo transnacional de conhecimento e controle da doença. Essa transição teve o ano de 1996 como referência, quando o Brasil se tornou o primeiro Estado em desenvolvimento a adotar uma política oficial que universalizou o acesso aos ARVs. Desde um pouco antes, na própria década de 1990, foram organizados ensaios clínicos para estudos de medicamentos a serem utilizados nas primeiras terapias. No entanto, assim como no período anterior, houve contradições que permaneceram bastante evidentes. Podemos citar, como exemplo, a persistência da discriminação contra os gays, apesar da criação de programas sociais de incentivo à inclusão, no combate ao preconceito sofrido pelas minorias sexuais. Outro ponto importante é a insistência governamental em políticas econômicas que reproduziam a desigualdade social e tornavam alguns segmentos da população mais vulneráveis às doenças, somando-se à complacência oficial com o discurso conservador. De todo modo, em dimensão internacional, atores brasileiros desafiaram poderosas empresas farmacêuticas e, por intermédio das parcerias com ativistas, sanitaristas e funcionários do MS, aliados a novos sujeitos como diplomatas, agentes do ativismo em diversas partes do globo, governos e agências multilaterais progressistas, resistiram à imposição de qualquer projeto de saúde neoliberal. Descentralizaram, assim, a saúde global e conferiram ao país a projeção de protagonista internacional.

Em 2001, os aliados político-sanitários brasileiros conseguiram posicionar o Brasil como um modelo mundial no controle da doença. Agências multilaterais e fundações celebraram o programa brasileiro como um exemplo para outros países em desenvolvimento e, ainda, procuraram reproduzir – sem o sucesso esperado – a experiência brasileira em uma escala internacional ampliada – que se chamava, em inglês, *scale up*. A reprodução tornou-se, via de regra, um protótipo vertical e tecnocrático, baseado somente no acesso aos ARVs; o sucesso foi apenas efêmero, dada a falta de decisão política para encarar as grandes farmacêuticas e acabar com a criminalização da homossexualidade. Acrescia-se a isso a leniência com a assimetria nas condições dos países pobres – e dos cidadãos mais pobres desses países – e o crescimento dos discursos reacionários e religiosos. As políticas de aids brasileiras também experimentaram parte desses problemas em uma adversidade política criada pela amplificação do conservadorismo evangélico e ultracatólico, pelo refluxo do ativismo, pela fragmentação da esquerda e pelo aumento dos custos dos medicamentos. Na esteira da crise financeira de 2008, o acesso universal aos ARVs perdeu força política e a manutenção da combinação de tratamento universal com políticas ousadas de prevenção tornou-se difícil no Brasil e no mundo.

O terceiro e último período, examinado no capítulo 3, aconteceu entre 2007 e 2019 e resume-se na palavra retrocesso. Nesse capítulo, analisamos a ruptura da parceria entre ativistas, sanitaristas e funcionários do MS e do Ministério das Relações Exteriores (MRE); as sequelas da crise de 2008, expressas por recessão e protestos políticos no Brasil em 2013 e 2014; o declínio das políticas progressistas de prevenção e tratamento da aids no segundo governo de Dilma Rousseff (2015-2016) – interrompido por um *impeachment* ilegítimo que colocou Michel Temer e forças do neoliberalismo na presidência –; e o fortalecimento dos movimentos religiosos, conservadores e neoliberais que estiveram contra campanhas de prevenção e educação sexual nas escolas, atuaram contra a negociação de melhores preços dos medicamentos e toleraram uma crise de abastecimento de ARVs. Ainda, analisamos os programas internacionais, como a campanha O Fim da Aids, que dispensaram a relevância dos direitos humanos e a parceria com os ativistas, favoreceram o desmonte de políticas públicas específicas de controle da doença e minaram o status excepcional de que gozava a aids desde o final da década de 1980. Depois de uma emenda do teto dos gastos públicos promovida pelo governo de Michel Temer (2016-2018), foram retirados bilhões de reais do orçamento da saúde pública. O resultado foi o colapso da crença, de longa data, de que programas de controle da aids poderiam, simultaneamente, ajudar a controlar a doença e a construir melhores sistemas de saúde; isso, em síntese, levou ao fim do lugar especial que as políticas de enfrentamento da enfermidade tinham no Brasil.

Uma biomedicalização focada na suposta sustentabilidade e a glorificação da tecnologia que era distribuída de maneira insuficiente – a profilaxia pré-exposição (PrEP, na sigla em inglês) e a profilaxia pós-exposição (PEP, na sigla em inglês), medicações preventivas que impedem o HIV de instalar-se ou replicar-se no organismo humano – favoreceram países de alta renda e desaceleraram os esforços para reinventar a prevenção e a defesa dos direitos humanos. A presidência de Bolsonaro, que nunca escondeu sua visão preconceituosa sobre gays e pessoas vivendo com HIV, foi, sem dúvidas, a punhalada do retrocesso que acabou com um ciclo iniciado na década de 1980. Seu governo autoritário de extrema direita não somente esteve desinteressado, como também foi contrário a manter uma política coerente de saúde e decidiu, por meio de um decreto presidencial, em maio de 2019, invisibilizar – e, formalmente, rebaixar – o Departamento de Infecções Sexualmente Transmissíveis, Aids e Hepatites Virais. A seção ficou reduzida a uma pequena coordenação que passou a disputar espaço, recursos e autonomia com múltiplas doenças diferentes, como as hepatites, a tuberculose e a hanseníase no Departamento de Doenças de Condições Crônicas e Infecções Sexualmente Transmissíveis (DDCCIST). A decisão de converter um departamento voltado apenas às ISTs em uma coordenadoria com outras doenças que não são sexualmente transmissíveis – e, diferentemente da aids, têm cura – não foi somente administrativa. Consistiu, com efeito, em uma sinalização importante de ataque à gestão participativa dentro do SUS por parte de um governo que tinha pouco ou nenhum interesse na democracia ou nas minorias sociais, em geral.

O declínio das políticas voltadas à aids no Brasil espelhou o enfraquecimento da resposta à aids nos EUA, bem como em agências multilaterais, como o Programa Conjunto das Nações Unidas sobre HIV/AIDS (UNAIDS, na sigla em inglês), que passaram a enfatizar a biomedicalização na resposta à doença; segundo a nova orientação, os abrangentes programas lastreados em direitos humanos e a aliança com ativistas não eram priorizados. Neste livro, entre outros propósitos, descrevemos o impacto local dos programas globais que começaram a aparecer em 2011 e tinham por objetivo levar a epidemia ao fim.

Finalmente, sugerimos que há uma relação entre as trágicas respostas governamentais à covid-19, a homofobia de Bolsonaro e a queda do Programa Nacional de Aids. Esse conjunto, somado à persistência da desigualdade social, foi parte de uma política de morte lenta das populações negra, parda, indígena e das minorias sexuais estigmatizadas, consoante com uma leitura do conceito de necropolítica, de Achille Mbembe.

## DOCUMENTAÇÃO HISTÓRICA

Foram dois os desafios que tivemos de enfrentar no trabalho de elaboração deste livro, em termos de documentação histórica: a escassez de documentos informativos sobre os bastidores das decisões e as práticas dos atores e o perigo de ficarmos restritos às notícias de jornais e ao material já publicado. Para diminuir esses problemas, aproveitamos a documentação de arquivos que, diferentemente da maioria, não têm a restrição de acesso de vinte anos. Um exemplo é o acervo da ONG Associação Brasileira Interdisciplinar de Aids (Abia), que se encontra na Biblioteca de Manguinhos, vinculada ao Instituto de Comunicação e Informação Científica e Tecnológica em Saúde da Fundação Oswaldo Cruz (Icict/Fiocruz). Esse acervo engloba os materiais do Centro de Documentação e Recursos (Cedoc) da Abia, com centenas de itens como notícias de jornais, livros, folhetos, cartazes, fitas, DVDs, teses e dissertações. Entre as coleções internacionais, foi valioso examinar o acervo de Peter Piot, ainda pouco utilizado, sob a guarda do arquivo da Escola de Higiene e Medicina Tropical de Londres (LSHTM, na sigla em inglês), no Reino Unido. Piot foi, entre 1996 e 2008, diretor-executivo do UNAIDS, principal agência mundial na luta contra o HIV/aids; seu acervo inclui rascunhos de discursos, correspondência, conferências, notas de reuniões, documentos de viagem e de trabalho, além de informações de suas viagens ao Brasil e de acordos com instituições-chave. Esses materiais foram fundamentais porque, infelizmente, não há um arquivo do UNAIDS aberto a pesquisadores externos à instituição.

Nos EUA, um acervo de destaque foi a coleção da FF, mantida pelo Rockefeller Archive Center, em Nova York, que inclui documentos de política, publicações, avaliações de bolsas e programas, relatórios e correspondência produzidos por funcionários da fundação, bem como por consultores e receptores de doações. Outro acervo sediado nos EUA também aproveitado foi a Coleção Aids, no arquivo da Sterling Memorial Library, uma das bibliotecas da Universidade de Yale, em New Haven; ela contém materiais impressos, incluindo relatórios, boletins, panfletos, pôsteres e folhetos, relacionados à prevenção, ao tratamento e à situação da doença em vários países, discutidos e aprovados em conferências internacionais. Igualmente indispensáveis foram os documentos da ONG norte-americana Aids Coalition to Unleash Power (ACT UP), fundada em março de 1987, no arquivo da Biblioteca Pública de Nova York, que reúne correspondência, folhetos e cartazes brasileiros de 1981 a 1990. No exterior, um acervo digitalizado com fontes primárias que consultamos foi o Jon Cohen AIDS Research Collection, na Biblioteca de Coleções Especiais da Universidade de Michigan, em Ann Arbor. O acervo, que abrange mais de dez mil documentos correspondentes ao período de 1985 a 2007, é constituído de materiais coletados por Cohen enquanto era jornalista científico da revista *Science*. Neles, é possível encontrar informações sobre conferências internacionais – discursos, agendas e atas –, panfletos, correspondência, relatórios de empresas farmacêuticas, governamentais e não governamentais, e documentos que atestam a participação de brasileiros em eventos internacionais.

Ademais, fizemos uma revisão sistemática de debates em jornais nacionais e internacionais, revisão de literatura cinza e entrevistas orais com atores cruciais. São consideradas literatura cinza as publicações limitadas em número de cópias e difíceis de encontrar, tais como relatórios de governos, programas e organizações, memorandos, atas de conferências e documentos oficiais, pois são efêmeras e não controladas por editores científicos de um periódico. Na biblioteca do MS, em Brasília, dispusemos dessa literatura cinza por meio de materiais fundamentais, tanto digitalizados quanto não digitalizados. Também em Brasília, conseguimos entrevistar os cinco funcionários do MS que trabalharam no Programa Nacional de Aids brasileiro desde os primeiros anos do século XXI e, atualmente, atuam no DDCCIST. Conseguimos examinar outros materiais digitalizados graças à Hemeroteca Digital Brasileira (BNDigital) da Fundação Biblioteca Nacional, no Rio de Janeiro, um portal com uma rica coleção de periódicos, jornais, revistas, anuários e boletins disponíveis para consulta por título, ano, local de publicação e palavras-chave. Teses e dissertações – também consideradas literatura cinza – produzidas na Casa de Oswaldo Cruz da Fundação Oswaldo Cruz (COC/Fiocruz) e em outros programas de história no Brasil foram consultadas em nossa pesquisa por consistirem em materiais de interpretações valiosas em diversas dimensões sanitárias, sociais e políticas da aids (Guerra, 1993; Monteiro, 2006; Silva, 1999; Nepomuceno, 2019; Lima, 2019).

Por fim, as referências aos jornais, às revistas e às outras fontes pesquisadas nos acervos encontram-se no fim deste livro. Os livros, as teses, os artigos e as demais publicações consultadas integram a lista de referências bibliográficas. Isso dito, apenas aquelas que foram citadas estão referenciadas.

\* \* \*

Esta investigação iniciou-se no ano de 2017; no trajeto, tivemos diversos apoios. Este livro foi parte do Projeto Rede de Atenção à Saúde na região metropolitana do Rio de Janeiro: trajetória e perspectivas – no âmbito do Programa de Excelência em Pesquisa do Conselho Nacional de Desenvolvimento Científico e Tecnológico (Proep/CNPq). Marcos Cueto agradece o apoio da Bolsa de Produtividade em Pesquisa do CNPq e Gabriel Lopes agradece à Coordenação de Aperfeiçoamento de Pessoal de Nível Superior (Capes), Código de Financiamento 001. Os dois, igualmente, agradecem à COC/Fiocruz, especialmente ao Departamento de Pesquisa em História das Ciências e da Saúde (Depes); ao Programa de Pós-Graduação em História das Ciências e da Saúde (PPGHCS) e à revista *História, Ciência, Saúde – Manguinhos*; e a Igor Falce Dias de Lima, bibliotecário e técnico em saúde pública do Icict/Fiocruz, pela orientação e pelo apoio durante as pesquisas no acervo da Abia. O convite da

Universidade de Harvard a Cueto, para ser professor visitante da cátedra Robert F. Kennedy no primeiro semestre de 2018, foi importante e propiciou a pesquisa em uma das principais bibliotecas do mundo. Este livro também foi possível graças ao generoso apoio da Fundação Gerda Henkel, da Alemanha, que permitiu a Cueto passar cinco semanas em Londres consultando os papéis de Peter Piot. As fundações Brocher, na Suíça, e Bogliasco, na Itália, em diferentes momentos forneceram um dos bens mais preciosos para os historiadores: tempo para escrever e refletir. Uma bolsa do Consortium for the History of Science, Technology and Medicine possibilitou o trabalho de Cueto, por várias semanas – antes da pandemia de covid-19 –, no Rockefeller Archive Center, na Coleção Aids da Universidade de Yale, assim como em outros arquivos e bibliotecas dos EUA. A ajuda do programa The Michael E. DeBakey Fellowship in the History of Medicine do National Library of Medicine, em Bethesda, nos EUA, foi fundamental para que Marcos Cueto pudesse revisar documentos e publicações fundamentais nessa biblioteca.

Partes deste livro foram publicadas, em inglês, em periódicos científicos. O capítulo 1 é uma versão ampliada do artigo *"Braiding public health and human rights: AIDS, activism and international agencies in Brazil, 1987-1996"*, de nossa autoria, publicado no periódico *Latin American Research Review* no primeiro semestre de 2023. Uma versão resumida do capítulo 2, intitulada *"AIDS, antiretrovirals, Brazil and the international politics of global health, 1996-2008"*, foi publicada no periódico *Social History of Medicine* – primeiro em meio digital (on-line), em 2019, e depois em formato físico, impresso, em 2021. O capítulo 3 é uma versão ampliada e aprimorada do artigo *"Backlash in global health and the end of AIDS' exceptionalism in Brazil, 2007-2019"*, apresentado na revista *Global Public Health* (Cueto & Lopes, 2019, 2022, 2023). Em todos os casos, inclusive nas seções inéditas, como o epílogo, achamos que os textos formam um conjunto articulado, original e relevante para a história da aids, a história do Brasil e a história global da saúde. Agradecemos aos editores desses periódicos por autorizarem a publicação desses trabalhos em português. Queremos agradecer também à Editora Fiocruz pelo excelente trabalho, em especial a João Canossa, editor executivo; Carlos Machado de Freitas e Gilberto Hochman, editores científicos; Phelipe Gasiglia, produtor editorial; Allan Alves, revisor; Clarissa Bravo, normalizadora; e Adriana Carvalho e Carlos Fernando Reis, programadores visuais.

# INTRODUÇÃO

Os períodos pelos quais organizamos esta obra são analisados com base em três vertentes da historiografia: a história do tempo presente, a história da aids e a história global da saúde. Em relação ao tempo presente, é relevante lembrar que, tradicionalmente, os historiadores criam suas próprias fronteiras entre o passado e o presente, diferentes das fronteiras dos jornalistas ou dos cientistas. Na década de 1980, a grande maioria dos estudos de história da saúde no Brasil tinha como limite a década de 1930; nos primeiros anos do século XXI, a delimitação foi redefinida para a década de 1990. Um dos pressupostos dessas fronteiras era o de que os eventos, os atores e as instituições de períodos mais recentes não seriam inteligíveis para os historiadores, uma vez que não existiam registros escritos em arquivos. Por isso, eles ficariam aprisionados nas notícias publicadas em jornais ou contidas em entrevistas orais, sem as evidências necessárias providenciadas pelos arquivistas. Pensava-se que períodos mais recentes seriam mais bem explicados por sociólogos, antropólogos ou cientistas políticos e, inclusive, por historiadores amadores e jornalistas.

Surgiu, na década de 1970, uma historiografia do tempo presente – produzida primeiro na Europa e depois no Brasil – com asserções importantes: as fronteiras empregadas pelos investigadores entre o passado e o presente são fortemente influenciadas por acontecimentos políticos da época em que vivem; as aspirações de evitar por completo o anacronismo, na comparação entre presente e o passado, são utópicas; e os historiadores têm habilidades para compreender o presente por meio de uma perspectiva de longa duração. No Brasil, a história do tempo presente forneceu um ângulo privilegiado para pensar sobre as feridas e os traumas de um passado inacabado, não cicatrizado, como o legado da Ditadura Militar e as conquistas inconclusas da Reforma Sanitária (Fico, 2012).

A experiência da aids é pertinente para discutir sobre o passado que permanece – e se ressignifica – e a persistência das doenças no tempo presente, quando pelo menos um segmento da população perde esperança no futuro ou visualiza-o como incerto, imprevisível. Assim, a história é uma forma de construir uma memória organizada e lidar com acontecimentos traumáticos, cujas sombras mostram-se no presente com assuntos difíceis de elaborar e depreender, como as tristezas provocadas pela morte de pessoas queridas e o desespero perante a inércia ou lentidão oficiais. Além disso, constrói-se também uma memória com a atuação organizada de grupos que lutaram pela vida diante da adversidade (Rousso, 2016). O estudo histórico dos dramas políticos, científicos e sociais contemporâneos precipitados pela doença não se dá apenas em virtude da proximidade cronológica desse evento, mas também devido ao enfrentamento de velhos problemas atualizados. Um desses problemas é uma noção de retrocesso que paira sobre muitas narrativas da saúde do Brasil nos últimos anos, sobretudo depois da vitória eleitoral do populismo autoritário conservador em 2018. Estamos cientes de que tratamos, em nosso livro, de uma história do tempo presente; como toda história, pode ser reformulada porque a composição histórica reatualiza-se pelos registros documentais – os quais, por enquanto, não conhecemos –, com interpretações que não dominamos e pelas subjetividades de novos investigadores (Ricoeur, 2007).

Os historiadores da aids estiveram na vanguarda das reflexões sobre o tempo presente, sendo a história dessa patologia a segunda vertente historiográfica privilegiada neste livro. Eles ajudaram a reformular os limites entre o passado e o presente, estabelecidos por pesquisadores, para contextualizar a aids poucos anos depois, quando ficou clara a magnitude da pandemia (Grmek, 1990). Contudo, isso nem sempre foi uma tarefa fácil. Segundo a historiadora norte-americana Elizabeth Fee, quando ela pretendeu organizar, em maio de 1988, um painel de história da aids no congresso da American Historical Association – a principal sociedade científica de historiadores dos EUA –, recebeu inicialmente como resposta que isso era jornalismo (Hochman, 2006). Finalmente, ela e outros historiadores conseguiram convencê-los de que falavam, de fato, em história – versões aprimoradas das palestras formaram uma compilação no livro de Fee e Fox (1988). Pesquisar uma enfermidade nova e recente foi um aprendizado de como os historiadores precisam aproximar-se da sociedade, comparar o presente com o passado, traduzir seus conhecimentos em benefícios objetivos para a sociedade e contribuir para a conservação de documentos nos arquivos. A empreitada histórica que aventamos, aqui, também foi um aprendizado, pois geralmente os estudos sobre epidemias tendem a ater-se em episódios discretos, de curta duração; propomo-nos, na contramão dessa tendência, a analisar um conjunto de processos que atravessam cerca de 35 anos, considerando a relação entre saúde, política e sociedade em diferentes escalas. A persistência da enfermidade tem obrigado cada vez mais a utilização de uma *lente macro* para se focar em um período maior e consolidar uma mudança na historiografia da medicina. A disciplina, que até a década de 1970 enfatizou a evolução do conhecimento médico, iniciou o exame das dimensões sociais, políticas e de gênero da prática médica, assim como as respostas de atores não profissionais – como os pacientes e os ativistas – e os significados socioculturais da enfermidade.

Uma evidência da capacidade dos historiadores de pesquisar sobre a aids e sobre tempos recentes foi a coletânea organizada por Virginia Berridge e Philip Strong, em 1993, pouco mais de dez anos após o início da epidemia. Eles examinaram o primeiro decênio dessa epidemia com ênfase na importância de compreender a história do controle das ISTs, nas respostas nacionais, e as lições que poderiam ser extraídas de epidemias anteriores – como a inutilidade de quarentenas baseadas na identidade das pessoas, o preconceito e a segregação dos doentes. Iluminaram, dessa maneira, o debate da saúde pública sobre os direitos individuais e os direitos da comunidade, visto que, tradicionalmente, os sanitaristas eram tidos como encarregados de proteger os sadios dos doentes (Berridge & Strong, 1993). No material, foram apresentados estudos e dados de abrangência internacional, ainda que se detivessem aos contextos dos EUA, da Inglaterra e da França. Steven Epstein também escreveu um livro crucial sobre o período de finais da década 1980 e início da de 1990, quando apareceram as primeiras drogas – os ARVs – para tratar a doença (Epstein, 1996). O trabalho abordou como o ativismo não somente desafiou as formas convencionais de autoridade política e científica – que negavam, demoravam ou davam uma resposta insuficiente à epidemia –, mas também como o trabalho dos ativistas mobilizou especialistas e formadores de opinião.

No caso do Brasil, as historiadoras Dilene Raimundo do Nascimento, Maria Cristina da Costa Marques e Eliza Vianna produziram estudos imprescindíveis para o entendimento do estigma e das primeiras estratégias institucionais municipais, estaduais e federais. Elas escreveram textos instigantes que salientaram o impacto da enfermidade na ciência, na mídia e no imaginário popular, e desmontaram o falso pressuposto de as pessoas fora dos *grupos de risco*, como os heterossexuais, estarem livres da infecção do HIV (Nascimento, 2005; Marques, 2003; Nascimento & Vianna, 2018). As pesquisas de Nascimento concentraram-se no período entre o surgimento dos primeiros casos, no início da década de 1980, e o momento da criação da terapia antirretroviral (Tarv), em 1996. Além de comparar a aids com outras epidemias do passado, ela revelou a importância das experiências subjetivas dos doentes e descreveu as estratégias elaboradas pelos ativistas para minimizar a discriminação, lutar pela melhoria da qualidade de vida dos pacientes e democratizar as informações médicas. A historiadora Jennifer Brier, por sua vez, defendeu a ideia de que a aids merece um lugar central na história política recente e que os vínculos entre a política e os atores sanitários foram complexos, com antagonismos (Brier, 2009). Seu livro questionou interpretações corriqueiras sobre a hegemonia do conservadorismo nas décadas de 1980 e 1990, enfatizando a contestação disso por ativistas, profissionais da saúde e pessoas vivendo com aids que, apesar das distintas opiniões e disputas internas, conseguiram forjar vigorosas e progressistas respostas governamentais. Outra contribuição notável de Brier foi o exame detalhista das matérias do arquivo da FF, conservado pelo Rockefeller Archive Center, em Nova York, que realizou doações para controlar a enfermidade nos EUA e em outras partes do mundo, entre 1988 e 1993.

A história da aids no Brasil não foi escrita exclusivamente por historiadores, mas também por antropólogos, cientistas políticos e sanitaristas que, juntos, enfatizaram os sucessos e as dificuldades de compreender o processo histórico de modo sincrônico aos acontecimentos. As adversidades não se limitaram apenas às práticas cientificas e sanitárias, mas envolveram dimensões políticas e culturais (Bastos, 2006; Biehl, 2007; Nunn, 2010; Parker *et al.*, 1994; Barros & Vieira-da-Silva, 2016; Rich, 2019). Segundo Sandra Barros e Ligia Vieira-da-Silva, no período entre 1981 e 1989, criou-se um espaço de interações entre diferentes atores que possibilitou a formulação de uma política para o controle da aids e um amplo debate sobre o significado da doença, da prevenção e do tratamento. Em um artigo sócio-histórico, reconheceram a segunda metade da década de 1990 como o momento de apogeu da política de aids brasileira, quando aconteceu uma redução de indicadores de mortalidade. De outro ponto de vista, Amy Nunn ressaltou, em um livro respaldado por documentação pouco conhecida na época e mais de oitenta entrevistas, o trabalho dos membros da Reforma Sanitária e dos ativistas brasileiros, assim como o acordo feito com os governos na promoção de medidas sanitárias progressistas. Nunn mostrou como as lutas políticas em um sistema democrático desafiaram a hegemonia internacional neoliberal para criar um programa inovador de enfrentamento da aids. Em perspectiva singular, oferecendo diferentes contribuições, João Biehl baseou seu trabalho *Will to Live* em relatos de pacientes pobres, autoridades brasileiras, ativistas, sanitaristas e executivos da indústria farmacêutica para estudar os vínculos entre as percepções sobre os serviços da saúde e a pobreza. Equilibrando discussões teóricas e trabalho de campo, ele desvelou as condições de vida de populações pobres e marginalizadas na Bahia e a mudança produzida pela política de acesso aos medicamentos de 1996, a qual contribuiu para entender que o direito à saúde se resumiu ao acesso aos fármacos e às terapias disponíveis, havendo a ausência de serviços médicos e melhorias das condições de vida. Em seu livro, explicou por que foi difícil implementar políticas progressistas entre os brasileiros pobres vivendo com aids, estigmatizados como não aderentes ao tratamento.

Ainda no tocante às contribuições de produção e pesquisa na segunda vertente, o protagonismo do Brasil, de acordo com Jessica Rich, não resultou somente de pressões – hierárquicas, verticais – da sociedade civil; foi decisiva a emergência de uma poderosa coalizão entre burocratas ativistas e ativistas patrocinados pelo Estado que conceberam uma resposta criativa à epidemia no Brasil. Também de grande relevância, os dois volumes da socióloga Lindinalva Laurindo Teodorescu e do sanitarista Paulo Roberto Teixeira sobre as políticas de prevenção, educação e tratamento no período entre 1983 e 2003 foram editados pelo MS, em cooperação com a Organização das Nações Unidas para a Educação, a Ciência e a Cultura (Unesco, na sigla em inglês) no Brasil. Teixeira foi considerado uma referência, um destaque nas respostas à aids. Não se trata de um estudo oficialista *chapa-branca*, isto é, com inclinação governista tendenciosa; ao contrário, as análises das entrevistas com duzentos atores sociais, nos dois volumes, forneceram valiosas informações e críticas a protagonistas governamentais e não governamentais que atuaram nas particularidades culturais e epidemiológicas de cada estado, cidade ou região. O segundo volume, no qual foi tematizada a organização da sociedade civil (OSC), teve como eixo as atividades da sociedade civil em cada região do país (Teodorescu & Teixeira, 2015).

Com relação à terceira vertente historiográfica – a história global da saúde –, é pertinente mencionar que, nos últimos anos, a história global inspirou muitos historiadores da medicina de diferentes países. Eles notabilizaram, em encontros transnacionais, o questionamento à noção de que as políticas sanitárias globais eram definidas apenas na Europa Ocidental e nos EUA e interpelaram a rotina de limitar a análise aos marcos dos Estados-nação. Esses trabalhos evidenciaram que sanitaristas e cientistas dos países desenvolvidos criaram vínculos com atores das colônias ou ex-colônias europeias. Tais associações não estavam isentas das assimetrias de poder inerentes à lógica imperial ou à inserção desigual dos países na ordem pós-colonial. Isso posto, objetivamos problematizar, neste livro, a noção de história da saúde global e aproveitar suas potencialidades (Packard, 2016). Nos últimos anos, essa corrente da historiografia foi confundida e poucas vezes diferenciada da globalização identificada com o fim da Guerra Fria (1947-1991), a queda do muro de Berlim (1989) e a intensificação das políticas econômicas neoliberais. Apesar da confusão, o termo saúde global, geralmente, está associado a um período histórico iniciado na década de 1980, que substituiu a saúde internacional típica da Guerra Fria, quando novos atores – como o BM, a Fundação Bill & Melinda Gates (BMGF, na sigla em inglês) e ONGs transnacionais – inauguraram uma agenda de prioridades na saúde mundial (Cueto, Brown & Fee, 2019). Um dos assuntos marcantes na transição da saúde internacional para a global foi a resposta às epidemias de aids. Em um artigo de título revelador – "*How AIDS invented global health*" –, Allan M. Brandt explica que a doença rompeu as fronteiras convencionais entre saúde pública e medicina clínica e entre prevenção e tratamento, intensificou o ativismo e as opiniões dos doentes, estimulou grandes doações e ampliou os debates entre os sanitaristas, como a relação da saúde pública com os direitos humanos (Brandt, 2013).

Assim, a história global da saúde deve ser entendida como uma perspectiva diferente da globalização e da proposta que utilizam os sanitaristas da saúde global. Ela está inspirada em uma corrente historiográfica maior, a história global, que surgiu com força nos primeiros anos do século XXI para analisar praticamente qualquer período do passado, não somente os acontecimentos posteriores à década de 1980 (Conrad, 2016). Infelizmente, a história global da saúde nem sempre teve uma definição clara e, muitas vezes, foi apresentada como um estudo inarticulado de assuntos ou abordada de maneira imprecisa. Por isso, queremos estabelecer uma diferença entre a história da saúde global – centrada no período posterior à década de 1980 – e a história global da saúde – uma perspectiva historiográfica cujos elementos identificamos e destacamos, visto que foram essenciais para este livro.

Em primeiro lugar, fazemos uma crítica ao *nacionalismo metodológico* – instalado há várias gerações entre os pesquisadores –, segundo o qual a principal tarefa do historiador é examinar o que aconteceu e o que não aconteceu apenas no escopo do Estado-nação. Achamos errada a insistência em histórias nacionais incapazes de circunscrever eventos que transcendem as fronteiras nacionais e dificultam o diálogo com historiadores do exterior. Indiretamente, isso reforça o eurocentrismo e estabelece uma hierarquia entre as histórias nacionais e mundiais, nas quais os países do Sul global permanecem na base de uma pirâmide que tem, na cúspide, os países desenvolvidos. Em segundo lugar, a história global enfatiza o mérito e a relevância dos intermediários: em vez de cientistas ou sanitaristas renomados, pessoas que vincularam, adaptaram e negociaram ideias, conhecimentos e práticas entre culturas diversas. Em terceiro, a história global da saúde significa, para nós, o pressuposto de que a circulação internacional modifica e cria nuances no conhecimento e nas práticas sanitárias. Em quarto, por fim, a história global precisa ser investigada em arquivos localizados em diferentes países, para que possamos discernir e caracterizar idiossincrasias de distintas línguas, culturas e historiografias.

Desejamos que este livro seja uma contribuição criativa às três vertentes historiográficas aqui enfatizadas. No caso da história do tempo presente, levamos ao limite a fronteira entre passado e presente, analisando o ano de 2019 como revelador do desmonte das políticas de enfrentamento da aids na conjuntura da crise da democracia e da queda do Brasil como líder dos países em desenvolvimento. Procuramos refletir sobre questões do passado que perduram como desafios no presente. Não pretendemos que historiadores indiquem as melhores práticas e políticas de saúde pública; contudo, estamos convencidos de que essas boas práticas e decisões políticas precisam não somente de coragem e compromisso político, mas também de estudo da história. Tencionamos considerar a história da doença um espelho que reproduz e influencia sua época. Sugerimos, ainda, que o ciclo de auge e declínio das respostas brasileiras à enfermidade foram parte da recorrente promessa frustrada do Brasil de alcançar soluções progressistas e ter um protagonismo mundial. Encaminhamos, portanto, reflexões enriquecidas com novas evidências e novos encadeamentos, uma narrativa que problematiza a recriação de padrões de marginalização e salienta o valor da adversidade.

Com respeito à historiografia da doença, propomos este livro como uma contribuição às histórias nacionais da aids na América Latina e reivindicamos a importância de compreender a contingência nacional na análise dos desafios sanitários globais. Além de investir em uma história nacional, buscamos cooperar com a perspectiva fornecida por Shawn C. Smallman, que elaborou uma história geral e comparativa da epidemia na região latino-americana, organizada por países, e sugeriu a existência de um mosaico de infecções e respostas à aids na região (Smallman, 2007). De especial interesse para nós foi também o estudo de Brier, no qual ela mostrou como as resoluções de cientistas, sanitaristas e políticos acerca da enfermidade não foram apenas respostas racionais, mas também processos políticos e ideológicos que atravessavam fronteiras – negociados e maleáveis, com triunfos, dissonâncias e retrocessos. Outra novidade deste livro é que a maioria das pesquisas históricas sobre a aids cobre os primeiros 15 anos da epidemia (1981-1995), quando, em realidade, não existia nenhum tratamento eficaz – com exceção de zidovudina ou AZT, primeiro ARV que, apesar da ação comprovada, não conseguia controlar por muito tempo a doença – e os ativistas concentravam-se na prevenção, na crítica à inação oficial e na luta contra a discriminação. Aqui, analisamos um ciclo que começa em meados e fim da década de 1980 e acaba em 2019, quando muitos aspectos do tratamento, da política e do protagonismo dos países em desenvolvimento mudaram a história da aids. Em essência, objetivamos construir não apenas uma história nacional, mas apresentar, simultaneamente, uma visão brasileira e global, isto é, uma narrativa global pela ótica brasileira.

Concomitantemente, queremos questionar os primeiros estudos históricos, que sugeriram uma cronologia etnocêntrica. De acordo com alguns deles, a aids surgiu quando as epidemias de infecções transmissíveis estavam quase controladas e a medicina voltava sua atenção para as doenças crônicas. Eles também apontaram que as reações de pânico à doença diminuíram em alguns anos, quando, por efeito dos ARVs, a aids tornou-se uma infecção crônica. Contudo, isso não aconteceu nos países em desenvolvimento, como o Brasil, onde surtos e endemias de infecções transmissíveis sempre coexistiram com as doenças crônicas e a aids. Brier orientou nossa análise a considerar a FF e outras organizações internacionais, como o UNAIDS, não simplesmente na qualidade de ferramentas dos interesses estratégicos dos EUA ou do neoliberalismo mundial. Neste livro, argumentamos que os funcionários desses organismos – especialmente os que moravam no Brasil – foram flexíveis e misturaram motivos humanitários, interesses institucionais e confiança no poder de novas áreas de pesquisa e política, como a saúde reprodutiva. Dessa forma, a fundação foi um espaço no qual o teste, a discussão, a produção e o consumo de práticas sanitárias aconteceram, em paralelo, nas escalas local e global; muitas vezes, representaram o resultado de processos de hibridização de conhecimentos e experiências de médicos e ativistas em trabalho conjunto.

Os elementos mencionados da história global da saúde foram essenciais para nós por vários motivos. O primeiro deles relaciona-se ao fato de nos ajudarem a ficar atentos aos atores intermediários brasileiros – ou estrangeiros em diálogo frequente com o Brasil –, como ativistas, cientistas e funcionários de governos locais e federais – o MS e o MRE, por exemplo –, que participaram de eventos internacionais ou tiveram contato frequente com agências multilaterais e doadores de todo o mundo. Eles superaram barreiras linguísticas e aprenderam a navegar em cenários novos, sistemas legais diferentes e configurações institucionais pouco conhecidas para, depois, criar uma interface com suas instituições. Um segundo motivo foi nosso intuito de mostrar que a circulação de conhecimento teve como cenário principal um país em desenvolvimento, e não uma metrópole de um país rico, como foi o caso do Brasil, com sua política abrangente de acesso aos ARVs. O terceiro associa-se ao propósito de demonstrarmos que nessa circulação aconteceram descobertas múltiplas – como foram definidas pelo sociólogo da ciência Robert Merton (Merton, 1963) –, nas quais atores de países diferentes chegaram a conclusões parecidas. A vinculação da saúde pública aos direitos humanos, na década de 1980, exemplifica uma dessas descobertas atreladas ao Brasil.

Outro elemento importante é o conceito do tratamento como porta de entrada para a prevenção, que apareceu no Brasil e em outras partes do mundo na década de 1990 e, posteriormente, foi adotado pelos organismos mundiais da saúde. Isso ilustra o que o historiador Steve Palmer denomina precedência periférica na saúde global (Palmer, 2015). Uma das ideias centrais deste livro é a de que as múltiplas descobertas foram parte de um processo de circulação assimétrica, em consequência de o reconhecimento aos brasileiros – por razões de poder e linguagem, pois publicaram a maioria de suas pesquisas em jornais, em português, não em periódicos acadêmicos, em inglês – ter sido invisibilizado em foros internacionais; nessas ocasiões, atores metropolitanos apareceram como os criadores de muitas práticas sanitárias implementadas primeiro no Brasil e em outros países do Sul global. Portanto, acreditamos que nosso trabalho contribui para a história global da saúde ao considerarmos a ocorrência, na circulação assimétrica, de uma ressignificação de conceitos importados de agências mundiais como custo-efetividade, inicialmente limitada a defender a prevenção sobre o tratamento. Os brasileiros subverteram esse conceito e argumentaram que tanto o tratamento quanto a prevenção eram custo-efetivos.

Inspirados por questões e acontecimentos da história do tempo presente, em um recorte que perpassa quase quatro décadas – as duas finais do século XX e as duas iniciais do XXI –, buscamos indicar ângulos interpretativos singulares e análises atentas aos detalhes do tema, cuja relevância lança luz sobre a necessária atualização dos debates que ele oportuniza. Dessa forma, consideramos, nesse percurso, a importância da reflexão sobre as contribuições das ciências sociais e o esforço em enfrentar o nacionalismo metodológico ao observar, de maneira crítica, alguns dos muitos desafios da saúde global.

# 1

# ENTRELAÇANDO CIÊNCIA E DIREITOS HUMANOS:
## AIDS, ATIVISMO E DOADORES INTERNACIONAIS NO BRASIL, 1987-1996

Ao final do século XX, os ARVs transformaram o que, até então, era uma sentença de morte em uma doença administrável. Especialistas, doadores, representantes do governo e público leigo, em geral, aprenderam a trabalhar conjuntamente em resposta aos desafios catalisados pela epidemia da aids. No início, o processo ficou marcado pelo embate dos ativistas contra o governo; porém, em 1993, formou-se uma coalizão entre esses atores. O processo redefiniu os elos entre conhecimento acadêmico, ativismo, governança e filantropia, humanizando a medicina, cientificizando o ativismo, horizontalizando a governança e sensibilizando a filantropia internacional. No Brasil, foi um decurso complexo de entrelaçamento em vez de fusão, no qual cada integrante mantinha sua independência e identidade.

O objetivo deste capítulo é descrever essa dinâmica sinérgica e aprofundar a leitura e a análise das interações das ONGs – termo usado pela Organização das Nações Unidas (ONU), depois da Segunda Guerra Mundial, para descrever instituições privadas sem fins lucrativos – antiaids com o governo e as agências multilaterais e filantrópicas norte-americanas. Atenção especial será reservada à FF e ao BM, por serem instituições provedoras de fundos a muitas ONGs (Grangeiro, Silva & Teixeira, 2009). Argumentamos que essas interações foram fundamentais para incorporar uma dimensão de direitos humanos às intervenções de saúde pública, descartando a segregação tradicional – e, em geral, contraproducente – dos doentes durante as epidemias. Além disso, acreditamos que tudo foi parte do início de um processo flexível, no qual o debate e o uso do conhecimento sobre prevenção em saúde e práticas comunitárias de controle da aids foram, simultaneamente, locais e globais.

## A FUNDAÇÃO FORD E O BRASIL

A FF, criada em 1936 com ações da Ford Motor Company, cresceu em termos de recursos financeiros e escopo geográfico de 1950 a 1966 (Sutton, 1987). Durante esse período, sua prioridade foi o planejamento familiar. A Ford compartilhava da então popular teoria neomalthusiana – uma reelaboração das ideias do inglês Thomas Malthus, autor do famoso *Ensaio sobre a População*, publicado no final do século XVIII – de que o controle populacional seria a solução para a pobreza nos países em desenvolvimento. Nas décadas de 1970 e 1980, houve uma queda nas intervenções de planejamento familiar da FF, após a fundação sofrer críticas por promover o aborto e a esterilização, desconsiderando o consentimento das mulheres em questões reprodutivas e ignorando o desenvolvimento socioeconômico. Ao mesmo tempo, a Ford apoiava os direitos civis; essa nova direção foi consolidada a partir de 1979, quando o advogado afro-americano Franklin A. Thomas se tornou diretor da FF, posição mantida até 1996. À frente da fundação, ele ajudou a levá-la ao posto de mais rica dos EUA em 1980.

No decorrer da década de 1980, a Ford vivenciou um processo de autocrítica a respeito do controle populacional e passou a dar atenção às ISTs e à saúde reprodutiva. Thomas gradativamente abandonou o planejamento familiar e transformou o Programa de Governança e Direitos Humanos – que, em 1991, passou a se chamar Programa Direitos e Oportunidades – em uma prioridade para a Ford. Ao final da década, a FF substituiu o planejamento familiar pela unidade População e Saúde Reprodutiva (Brier, 2009). Após a gestão de Thomas, Susan Berresford, designada presidente em 1996, fortaleceu o trabalho da fundação com a aids. O foco da FF em ONGs tomava distância dos programas criados pela Rockefeller Foundation, os quais se apoiavam em acordos oficiais, partindo do princípio de que governos fossem os principais agentes do progresso. Segundo a Ford, os maiores estímulos de reforma pela justiça social seriam produzidos pela sociedade civil.

Em uma reunião dos membros do conselho diretivo – doravante diretores – da FF, em dezembro de 1987, foram analisados os materiais encomendados sobre a aids. O primeiro, enviado por Lincoln C. Chen, professor da Escola de Saúde Pública da Universidade de Harvard, alertava para o fato de que a taxa de mortalidade por aids na África estava prestes a explodir. De acordo com Chen, a conscientização sobre a doença era baixa em todos os lugares e a ciência apresentava uma defasagem de anos para o controle da aids; isso ia na contramão da crença de alguns políticos, que consideravam a epidemia em vias de acabar (Carta de Lincoln C. Chen a Oscar Harkavy, 1987). Chen alegava que a solução seria conter a doença por meio de educação e mudanças comportamentais, além de obter respostas nacionais e internacionais "interdependentes", uma alusão à necessidade de ativar as respostas de agências – como a OMS, por exemplo –, cujo interesse pela aids ainda era pouco. Para ele, a ênfase em educação era crucial, uma vez que não havia medicamentos nem estratégias de prevenção adequadas. Outro relatório, assinado por uma comissão de especialistas que entrevistou pessoas nos EUA, na Europa e na África, destacava a aids não só como um problema médico, mas também como um desafio relacionado aos direitos humanos "essenciais". (The Aids Challenge, 1987). Ademais, esse relatório criticava os exames obrigatórios, a quarentena forçada de indivíduos HIV positivo e de pessoas suspeitas de ter a infecção, a restrição de viagens à população gay e a violência contra ela. Outros temas abordados por esse relatório abrangiam a situação crítica dos países em desenvolvimento. Segundo o texto, os países estavam desprovidos de testagem, de estoques de sangue nos hospitais e de distribuição gratuita de preservativos; além disso, seringas não esterilizadas circulavam inadvertidamente e os dados epidemiológicos não eram confiáveis.

Diante disso, alguns diretores da FF haviam conhecido o Programa Especial de Aids – posteriormente renomeado para GPA – da OMS, liderado pelo norte-americano Jonathan Mann, que estava começando a moldar noções inspiradas nos direitos humanos para a prevenção da aids (Fee & Parry, 2008). A Ford apoiou Mann e decidiu desenvolver seus próprios programas, mas inicialmente não estava claro como iria proceder. Uma representante da Ford, que trabalhava no Rio de Janeiro, recorda-se de ter tentado convencer os diretores a trabalhar com a aids, porém sempre recebeu respostas negativas até o final da década de 1980. No entanto, durante uma reunião, expôs de maneira contundente que eles deveriam refletir sobre sua responsabilidade em vinte anos (Forman, 2011); a convocação foi impactante. Os diretores da FF aprovaram, em 1988, a US National-Community AIDS Partnership – uma iniciativa filantrópica, sem fins lucrativos –, sediada em Seattle, para colaborar com outros organismos de filantropia e mais de quatrocentas organizações norte-americanas da sociedade civil, na esperança de incentivar diferentes entidades doadoras a apoiar o trabalho com a aids (Telsch, 1988). Em âmbito internacional, os diretores da fundação sentiam que os escritórios da Ford em Nairóbi, no Quênia, e no Rio de Janeiro eram vantajosos para a implementação de programas em países em desenvolvimento no futuro, pois estavam localizados em áreas onde a aids exercia alto impacto e poderiam servir de modelo. O Brasil, com os mais elevados índices da doença na América Latina, oferecia oportunidades de filantropia privada. Cabe ressaltar que a Agência dos Estados Unidos para o Desenvolvimento Internacional (USAID, na sigla em inglês) havia encerrado as operações no Brasil em 1979 e a Peace Corps, do governo norte-americano, seguiu o exemplo em 1980. O apoio aos direitos humanos no exterior, no início da década de 1980, também era uma causa humanitária nova e válida; parte das políticas criadas pelo presidente Jimmy Carter (1977-1981) perdurava, apesar das tentativas de seu sucessor, Ronald Reagan (1981-1989), de desmantelá-las durante dois mandatos presidenciais.

Entretanto, nem tudo estava claro para os diretores da FF. Por exemplo, havia uma preocupação com assuntos controversos e itens que podiam estar relacionados aos programas de planejamento familiar, como a sexualidade e os preservativos. Igualmente importante era saber se a FF deveria financiar instituições de nações desenvolvidas para que trabalhassem em países em desenvolvimento, ou concentrar-se no aperfeiçoamento das capacidades humanas dentro dos países em desenvolvimento. Existia, ainda, o temor de fazer com que especialistas estrangeiros chegassem de súbito nesses países, ficando lá por um curto período, ditando o que deveria ser feito, porém sem compreender as dinâmicas locais. Outra apreensão dizia respeito a como trabalhar com ONGs que tivessem críticas a seus governos e exigissem mudanças na intervenção governamental, pois as regulamentações dos EUA proibiam instituições filantrópicas norte-americanas de intervirem na política dos demais países. O desenvolvimento de uma rede global de pesquisadores ativistas, gays e profissionais em uma nova área de investigações e ativismo também era fonte de incertezas para os diretores. Como seria possível desenvolver estudos e atividades sociais sobre sexualidade e como identificar ONGs legítimas, que pudessem implementar programas efetivos e ser transparentes em seus relatórios e em sua organização?

Assim, surgiram diversas ONGs no Brasil durante a década de 1970 e o início da década de 1980, diante da lacuna deixada por programas de bem-estar social insuficientes, mas muitas tiveram existência efêmera (Galvão, 1997b); a FF seguiu adiante, apesar das dúvidas. Na ocasião do encontro dos membros do conselho diretivo, em 1988, a fundação já havia fornecido doações para o enfrentamento da aids nos EUA – mais de 25,8 milhões de dólares – e em países em desenvolvimento – mais de 18,6 milhões – e para agências multilaterais, como a OMS – mais de 2,2 milhões (Muecke, 1970). No início da década de 1990, o comprometimento da fundação aumentou devido à sua Iniciativa em Políticas de Inclusão, uma orientação filantrópica que enfatizava subsídios para os direitos humanos e a justiça social, a fim de reduzir o estigma e aprimorar os direitos reprodutivos das mulheres (Ford Foundation, 1991). Esses objetivos foram reforçados por uma série de conferências da ONU, como a Conferência Mundial de Direitos Humanos sediada em Viena, na Áustria, em 1993, a qual levou à criação do cargo de alto comissário para os direitos humanos da Assembleia Geral das Nações Unidas.

Para entendermos a importância da Ford no Brasil, é importante mencionar parte de sua história no país. As doações da FF no Brasil começaram em 1960, com o apoio de pesquisas relacionadas ao controle populacional; no ano seguinte, foi inaugurado um escritório no Rio de Janeiro. No início da década de 1980, o foco desse escritório era reduzir as desigualdades sociais e promover a democracia, pois os militares aceitaram ser inevitável a transição para o regime democrático. Em meados daquela década, a ênfase original em planejamento familiar deixava de ser uma preocupação, não só por ter perdido credibilidade nos circuitos internacionais, mas também porque o Brasil registrava declínio nas taxas de fertilidade (Brooke & Witoshynsky, 2002). O contexto político ajudou a Ford e as ONGs, já que o governo militar brasileiro foi obrigado a permitir ao Congresso a realização de eleições para a escolha de um presidente civil – o vencedor foi Tancredo Neves, oponente dos militares, que derrotou o indicado pelos adversários. Contudo, Neves faleceu repentinamente antes de tomar posse; seu vice-presidente, José Sarney – do Partido do Movimento Democrático Brasileiro (PMDB) –, político menos respeitado, assumiu a presidência em 1985. Ele era visto com desconfiança pelo Congresso Nacional e pela esquerda aglutinada em torno do Partido dos Trabalhadores (PT), fundado em 1980. Para ganhar legitimidade, Sarney reposicionou-se como um político de centro-esquerda, apoiando programas sociais e legalizando os partidos comunistas.

Quando as doações da Ford para aids no Brasil estavam prestes a começar, informações epidemiológicas revelaram que a doença se espalhava desde sua primeira identificação, em 1982, quando surgiram casos em São Paulo e no Rio de Janeiro. Segundo um artigo de jornal de 1985, uma "neurose coletiva" instaurou-se após relatos de 425 casos e 201 mortes (Riding, 1985). No mesmo ano, um pastor evangélico insistia que a aids seria um castigo enviado por Deus para indivíduos depravados e um arcebispo católico afirmava que ela seria resultante de uma violação da natureza (Aids Bíblica, 1985). Em março de 1987, havia mais de 4,4 mil casos reportados e de 2,4 mil mortes, em um país de 145 milhões de pessoas; o Brasil tinha a taxa mais elevada da América Latina, ultrapassando a Guiana Francesa – a própria França continental também – e o Haiti, ficando atrás apenas dos EUA em número de casos fora da África (Intervention of Dr. Santos, 1987).

## A AIDS E AS ONGS NO BRASIL

O antropólogo Peter Fry – diretor do escritório brasileiro da FF entre outubro de 1986 e dezembro de 1988, que já havia trabalhado com direitos para a população gay – foi um intermediário fundamental entre a Ford e as ONGs brasileiras. Ele foi instruído a "inventar uma maneira criativa de usar" os financiamentos para aids e os diretores da filial brasileira da Ford, sucessores de Fry, como Joan Dassin, seguiram essa tendência (Fry, 2011). Fry sabia que o programa do governo era inadequado, porque somente enfatizava as dimensões biomédicas – o MS criou, em 1986, o PN-DST/aids. Fry preocupava-se com a falta de conscientização pública sobre a aids e estava convencido de que as ONGs deveriam liderar, publicamente, a batalha contra a doença e o preconceito. Assim, o antropólogo estabeleceu prioridades de suporte às ONGs no Brasil: ajudar alguns programas a tornarem-se modelares, investigar as dimensões sociais da aids e encurtar a distância entre conhecimento global e atividades locais.

O destaque aos estudos sobre sexualidade era, então, uma correção necessária à ênfase inicial excessivamente concentrada no aspecto biomédico da aids. A área era evitada por alguns funcionários da FF, pois além dos pesquisadores de demografia e planejamento familiar, a fundação, ao contrário de outras instituições, não era muito experiente no trabalho com cientistas médicos. Fry tinha, ainda, consciência da necessidade de compreender e aprimorar a organização das ONGs brasileiras interessadas em aids (Fry, 2011). Algumas delas cooperavam com o novo movimento sanitarista – uma aliança informal entre profissionais da saúde, médicos e cientistas –, que lutava para deslocar o controle dos partidos de direita sobre a assistência à saúde. Eles pretendiam transformar um modelo, antes voltado à assistência semiprivada com ênfase nos hospitais, em um sistema de saúde gratuito mais democratizado, descentralizado e universal que combinasse a prevenção, o tratamento e a reabilitação. Os sanitaristas organizaram, em 1986, a histórica 8ª Conferência Nacional de Saúde, para promover saúde pública como dever do estado e direito dos cidadãos e defender princípios fundamentais da saúde como universalidade, integralidade, equidade e controle social baseado na participação comunitária. Posteriormente, esses princípios foram resguardados pela nova Constituição de 1988, a qual previa um sistema nacional de saúde abrangente e o SUS.

Das cerca de quarenta ONGs brasileiras trabalhando com a aids durante a segunda metade da década de 1980 e o início da de 1990, havia três com grande destaque: Gapa, Pela Vidda e Abia; embora fossem independentes, elas compartilhavam características. Eram formadas por voluntários gays, hemofílicos contaminados e/ou familiares de pessoas vivendo com a doença – originários de famílias urbanas de classe média –, articulavam suas forças para a realização de manifestações nas ruas, consideravam as respostas governamentais lentas, inadequadas ou defasadas e participavam de conferências internacionais sobre a aids. Muitos de seus fundadores tornaram-se líderes em redes de ONGs, universidades ou programas dos governos federal, estadual e municipal sobre aids – eventualmente, foram contratados por agências internacionais. Além disso, eles também tinham algumas diferenças e contradições. Por exemplo, de início, seus trabalhos sobrepunham-se, competiam por bolsas dos mesmos doadores e alguns favoreciam a assistência aos enfermos, enquanto outros se concentravam em pesquisas e políticas de saúde pública (Silva, 2022).

O Gapa foi a primeira ONG brasileira criada explicitamente para tratar da aids. Surgiu em 1985, na cidade de São Paulo, e desenvolveu-se muito bem até o início da década de 1990. O Gapa organizou as primeiras reuniões no Hospital das Clínicas da Faculdade de Medicina da Universidade de São Paulo (FM/USP) e em escritórios da Divisão de Hansenologia e Dermatologia Sanitária da Secretaria de Saúde do Estado de São Paulo. O diretor da divisão era o sanitarista Paulo Roberto Teixeira, que criou o primeiro programa oficial de aids no Brasil, em 1984, durante o governo progressista de Franco Montoro. Previamente, em 1983, grupos paulistas gays haviam conseguido que se criasse um serviço de atendimento para a aids na Escola Paulista de Medicina da Universidade Federal de São Paulo (Unifesp) e apoiado a decisão de que o Instituto de Infectologia Emílio Ribas fosse designado como referência de casos de aids (Teixeira, 2000). O programa teve início baseado na experiência de Teixeira com acometidos pela hanseníase, que eram discriminados como *leprosos*. Teixeira estendeu a prática de uma linha telefônica – chamada Disque-Aids – destinada para tirar dúvidas, adotada posteriormente em outras cidades brasileiras; organizou a distribuição de preservativos; educou a população gay sobre práticas de sexo seguro; combateu a ideia de que a doença podia ser transmitida pelo contato casual com doentes; refutou teorias da conspiração de que o HIV havia sido criado em laboratório; e identificou leitos ociosos em hospitais que poderiam alocar pessoas vivendo com aids (França, 2008). O Gapa criou a primeira unidade jurídica para ajudar pessoas que haviam sido demitidas do trabalho e as que tiveram tratamento médico negado por viverem com aids. Essa atividade foi fundamental, pois as decisões judiciais deixavam claro que os direitos dos cidadãos previstos na Constituição deveriam ser cumpridos (Biehl, 2009; Galvão, Bastos & Nunn, 2012).

Entre os fundadores do grupo havia médicos, profissionais da saúde, funcionários federais e professores universitários. Um de seus líderes, conhecido nos jornais, foi o técnico clínico Paulo César Bonfim, presidente do Gapa de 1986 a 1989, que trabalhou com cerca de quarenta voluntários e se tornou o coordenador municipal da aids em São Paulo de 1989 a 1991. Ele defendia o sexo seguro, princípio dos movimentos gays, em termos simples: "Não se proíbe dirigir porque os carros podem matar. Instrui-se as pessoas a usar cinto de segurança e dirigir com cautela (...) Não é preciso deixar de fazer sexo só porque a aids mata. A recomendação é: use preservativos e reduza o número de parceiros" (Riding, 1986). A ideia serviu de inspiração para o primeiro cartaz produzido pelo Gapa – com o slogan "Transe numa boa" –, com informações sobre preservativos e a indicação de uma linha direta para atendimento. Uma das características especiais do Gapa era a assistência a pessoas vivendo com aids e a ajuda a pessoas vivendo com HIV que não necessitavam de hospitalização imediata. Essas ações eram importantes porque os doentes, muitas vezes, enfrentavam hospitais despreparados e carentes de pessoal qualificado. Outro problema era que alguns pacientes rejeitavam a ajuda de voluntários gays por não se considerarem homossexuais. Um dos membros do Gapa recorda-se de como enfermos ficavam isolados nos hospitais e "conversavam com familiares através de um vidro, revezando-se entre si, pelo menos quando o paciente conseguia se levantar e se comunicar. Caso contrário, outro paciente em melhor estado se dirigia ao leito do paciente mais doente para repassar as mensagens" (Contrera, 2000: 43-44).

Pouco após sua criação em São Paulo, o Gapa tornou-se uma rede de organizações que utilizavam o acrônimo da organização, seguido das iniciais do estado ou da cidade. Por exemplo, Gapa/SP referia-se à cidade de São Paulo; não havia um conselho centralizado, mas o Gapa/SP concedeu permissão para o uso do acrônimo em todo o estado. Em 1988, havia Gapas nos estados do Rio de Janeiro, de Minas Gerais, de Pernambuco, da Bahia, do Pará e de Santa Catarina e São Paulo já contava com três Gapas; nos anos seguintes, surgiram 18 Gapas no Brasil. Depois do Gapa/SP, o mais importante era o Gapa/RJ, criado em 1987 e vinculado à Secretaria Municipal de Saúde da cidade. Seus líderes incluíam Artur do Amaral Gurgel, ex-ativista católico, e Paulo Fatal, respeitado líder gay. Eles opuseram-se ao uso de um termo estigmatizante por parte de médicos e jornalistas: *aidético*, uma palavra de conotação negativa para pessoas HIV positivo. Seu uso era semelhante a *leproso* ou *pestoso*, vocábulos dirigidos a pessoas acometidas pela doença de Hansen e pela peste bubônica, respectivamente. Eles preferiam usar a designação pessoas vivendo com HIV/aids, comum nas agências internacionais. O Gapa/RJ era, de certa forma, diferente de seu equivalente paulista; tinha menor número de integrantes, incluía membros da família de pessoas vivendo com aids e trabalhava com psicólogos para oferecer apoio emocional e preparar os voluntários para a função de acompanhantes hospitalares.

Já a Abia foi criada, no Rio de Janeiro, em dezembro de 1986, por 28 médicos, advogados, artistas, líderes comunitários e um padre católico. Alguns eram católicos de esquerda da Pastoral da Saúde – a divisão de saúde da Igreja –, adeptos da teologia da libertação, e vislumbravam um papel ativo da Igreja entre os pobres. Os católicos que apoiavam a Abia divergiam das autoridades do Vaticano regidas pelo pontificado de João Paulo II, que estava a favor de uma moral sexual conservadora. O nome da

Abia incluía a palavra *interdisciplinar* porque sua abordagem, influenciada pela então recém-criada International Interdisciplinary AIDS Foundation, sediada em Londres, não se limitava a tratamentos médicos. O foco da Abia estava voltado a pesquisa e propostas de políticas, com participação em algumas manifestações públicas, ao passo que o eixo do Gapa era a oferta de serviços. No início, a Abia funcionava com uma equipe de seis pessoas trabalhando em tempo integral e voluntários em meio período, e estava ligada ao Instituto Brasileiro de Análises Sociais e Econômicas (Ibase), um centro de ciência social que se opôs aos militares e fornecia infraestrutura básica.

A conexão entre as organizações concretizou-se por intermédio do sociólogo Herbert "Betinho" de Souza (1935-1997), que havia sido infectado durante uma transfusão de sangue para o tratamento da hemofilia. Ele retornou de um exílio de oito anos, iniciado em 1971 por imposição dos militares, e ajudou a fundar a Abia em 1986, quando as esperanças na luta pela democracia já estavam renovadas (Rodrigues, 2007). Betinho foi nomeado presidente da Abia, embora nunca tenha ficado encarregado das atividades diárias. Ele era muito conhecido na mídia por seu ativismo junto à Igreja católica, especialmente ligado ao combate à desigualdade e à fome. Assim, Betinho chegou a desafiar Roberto Marinho, proprietário do Grupo Globo, do qual faz parte a Rede Globo, maior emissora de televisão do Brasil: "O que você vai fazer em relação à epidemia de aids? Já se trata de uma avalanche" (Souza, 2011). Desse momento em diante, o grupo de Marinho passou a publicar notícias frequentes sobre a doença.

Betinho fez uma associação entre aids e direitos humanos extraordinariamente semelhante àquela feita por Mann no mesmo período. Pouco depois de renunciar ao seu cargo na OMS, em 1990, devido a conflitos com o diretor-geral Hiroshi Nakajima, Mann fundou a ONG de saúde e direitos humanos Health Right. Em seguida, ingressou na Universidade de Harvard, primeiro como professor da Escola de Saúde Pública e depois como diretor do Centro François-Xavier Bagnoud de Saúde e Direitos Humanos de Harvard. Ele moldou seu pensamento sobre saúde e direitos humanos em reuniões como a VIII Conferência Internacional de Aids, de 1992, realizada em Amsterdã, nos Países Baixos, e em uma viagem ao Brasil, no mesmo ano, para assessorar a Fundação John D. e Catherine T. MacArthur – doravante Fundação MacArthur – em projetos referentes à aids, ocasião em que se reuniu com ativistas brasileiros e funcionários da FF. Infelizmente, não temos dados sobre os vínculos entre Mann e Betinho, mas podemos supor que nessa criação simultânea, na conjugação de conhecimentos sobre a importância crucial dos direitos humanos para a saúde pública, os brasileiros receberam menos reconhecimento. Um elemento que pode ter contribuído para a falta de validação foi a comunicação das ideias em português, e não em inglês, e em jornais e revistas, em vez de publicações acadêmicas convencionais. Em uma palestra proferida em outubro de 1987, Betinho afirmou que a aids revelava "problemas vitais" da sociedade, no Brasil e no mundo, tais como discriminação e autoisolamento: "É inaceitável que alguém que sofra de um vírus, de uma doença, além de ter de encarar a morte, precise se esconder da sociedade e de seus irmãos e irmãs" (Souza, 1987). O sociólogo inspirou o público, deixando-se fotografar pelos jornais abraçando, de maneira fraterna, pessoas vivendo com aids, a fim de convencer os brasileiros de que eles não contrairiam HIV por meio de meros gestos sociais (Interamerican Foundation, 2013).

Em meados de 1988, a Abia tornou-se independente do Ibase. Isso estava ligado não somente ao fato de a organização ter se mudado para o bairro Jardim Botânico, no Rio de Janeiro, e ao crescimento e à liderança da Abia entre os ativistas. Outro fator importante também foi a liderança do escritor e ex-guerrilheiro Herbert Daniel (1946-1992), gay e soropositivo, alguém que, ao lado de Betinho, tornou-se a figura mais icônica ligada à aids no Brasil (Greene, 2018). A transição não significou um rompimento, pois Betinho e Daniel trabalhavam juntos em uma divisão informal de trabalho. Betinho coordenava contatos e questões políticas com a mídia e Daniel ajudava com a equipe, o ativismo e as operações diárias da ONG. A Abia, desde o princípio, tinha por objetivo atuar em escopo nacional e influenciar as informações que apareciam em jornais e televisão, ao contrário do Gapa, que estava interessado na comunicação direta com as pessoas afetadas. Entretanto, uma das primeiras campanhas antiaids bem-sucedidas foi organizada pelo Gapa e pela Abia, em parceria com os sanitaristas, liderada por Betinho: a segurança do sangue. Betinho denunciou a ampla rede de bancos de sangue ilegais, com doadores teoricamente voluntários remunerados, que supriam os hospitais do Brasil. Estimava-se que apenas cerca de 10% do sangue usado em hospitais para leucemia, hepatite A, hemofilia e outras doenças eram distribuídos por fontes do governo, que os equipamentos para testagem de sangue eram escassos e rudimentares e que cerca de metade dos 5,5 mil hemofílicos do país contraiu HIV por meio de transfusões (Wendel *et al.*, 1985; Santos, Moraes & Coelho, 1991). A campanha também instruiu os ativistas sobre os riscos da política. Por exemplo, Bonfim, presidente do Gapa, viajava frequentemente de São Paulo a Brasília para convencer os deputados, porém descobriu que alguns políticos envolvidos no comércio de sangue "ameaçavam matá-lo" (Contrera, 2000: 47). A Abia e o Gapa trabalhavam com grupos interessados na regulamentação do sangue, como organizações de pessoas com hemofilia, talassemia e doença renal crônica, exigindo maior controle pelo Estado sobre os interesses privados em serviços médicos. A atuação dessas ONGs foi fundamental para ajudar a promover mudanças de suma significância, com respaldo na legislação brasileira. Em 1988, foi sancionada a lei n. 7.649, que estabeleceu como obrigatório o cadastramento de doadores de sangue e a realização de exames laboratoriais para prevenir a transmissão de doenças – além da aids, incluíam hepatite B, sífilis, doença de Chagas e malária –; posteriormente, no mesmo ano, a testagem de sangue passou a integrar a Constituição. A campanha foi importante não só por ser vitoriosa, mas também por demonstrar a importância de uma doença que muitas pessoas leigas erroneamente consideravam restritas aos gays. Pouco mais de uma década depois, em 2001, no intuito de regulamentar o processo de trabalho com o sangue e evitar a sua comercialização, foi aprovada a lei n. 10.205, denominada Lei Betinho, em homenagem ao fundador da Abia.

Por sua vez, outra ONG fundamental foi o Grupo Pela Vidda, um acrônimo que significa Pela Valorização, Integração e Dignidade do Doente de Aids, posteriormente denominado GPV; segundo alguns ativistas, o significado informal desse acrônimo era Vamos Impor uma Derrota Definitiva à Aids. O grupo foi criado em maio de 1989, no Rio de Janeiro, e derivou da Abia. O GPV resultou da convicção de Herbert Daniel quanto à necessidade de uma organização política para pessoas vivendo com aids. Ao contrário da Abia, o GPV era combativo, promovendo protestos enérgicos para capturar a atenção do público, pois os integrantes estavam convencidos de que o preconceito e a discriminação matavam mais que o HIV e de que não deveriam tolerar abusos contra os direitos dos cidadãos. Daniel – bem como os outros ativistas – procurou manter relação com o movimento sanitário. Por exemplo, em meados de 1989, participou do Congresso da Associação Brasileira de Saúde Coletiva (Abrasco), em São Paulo, discutindo o tema "Aids e cidadania". Igualmente ao Gapa, a nova ONG organizava assistência jurídica para ajudar a defender pessoas com a doença que foram privadas de seus direitos (Rich, 2020). Um de seus objetivos era lutar contra as empresas e organizações que exigiam testes dos empregados ou de pessoas que procuravam emprego, defendendo que eles sempre deveriam ser voluntários, uma ideia central dos direitos humanos. Além de Daniel, outros integrantes da Abia também trabalharam com o GPV; na verdade, durante alguns anos, ambas as organizações dividiam escritório. Por fim, o GPV seguiu o caminho do Gapa e criou ONGs autônomas em Niterói, São Paulo, Curitiba e Vitória.

Daniel tornou-se um influente pensador sobre a aids. Suas principais ideias estão sintetizadas no conceito de morte civil, explicado no livro *Vida Antes da Morte*, publicado em edição bilíngue – em português e inglês. O escritor contestava a persistência do preconceito e apontava a criação de novas posturas preconceituosas, como a morte civil: a sociedade deixava de tratar a homossexualidade como doença, mas medicalizava e culpava o estilo de vida gay como origem da aids (Daniel, 1989a).

Suas ideias sobre discriminação foram aprofundadas em outro livro, intitulado *Aids, a Terceira Epidemia*, escrito em coautoria com Richard Parker (Daniel & Parker, 1991). Nessas obras, foram exploradas a relação entre a aids, a ocultação da identidade sexual devido ao isolamento e o temor de jamais ter um novo relacionamento afetivo. A exigência mais importante não era proporcionar condições de morte pacífica, mas criar melhores condições de vida, porque uma pessoa vivendo com HIV/aids não era moribunda nem inválida, mas alguém que precisava de cuidado, amor e trabalho. Em *Vida Antes da Morte*, Daniel explica que a maioria das pessoas vivendo com aids começava a viver intensamente quando descobria que tinha o vírus e que a verdadeira doença no Brasil era causada por um *vírus ideológico* que criava pânico, preconceito e imobilidade. Combater a doença publicamente era um meio não só de confrontar esse vírus, mas também de moldar, através da solidariedade, uma cidadania que fosse abrangente, tolerante e social, em uma sociedade infestada por desigualdades – uma vacina contra o estigma. Em seus escritos, Daniel apresentava o lema "Viva a vida!".

Suas ideias tiveram influência além do Brasil. Mann escreveu uma carta a Daniel manifestando o prazer de conhecê-lo, em Genebra, em um encontro sobre aids e direitos humanos, em julho de 1989, e de receber o notável livro *Vida Antes da Morte*, salientando a contribuição imensa dos ativistas e das ONGs à capacidade de prevenir a infecção por HIV e reduzir o impacto individual e social da infecção: "De fato, a força, a criatividade e a diversidade da atuação de tais organizações no campo da prevenção e do tratamento da infecção por HIV é a melhor medida da capacidade que tem um país de enfrentar o terrível problema da aids". Em 1989, Daniel também teve a oportunidade, por ser declaradamente de esquerda, de escrever com grande autoridade moral uma carta pública a Fidel Castro, denunciando o programa de aids cubano, que usava testes compulsórios e encarcerava, em campos de concentração, todos os que testassem positivo para o HIV. Denunciou, ainda, que Cuba estava sendo derrotada pelo vírus ideológico da discriminação – uma política que, felizmente, as autoridades cubanas modificaram. Posteriormente, Daniel enviou uma mensagem para a VIII Conferência Internacional de Aids, para ser lida na plenária; o texto dizia que "a aids não me derrotou" e terminava com o lema do escritor: "Viva a vida!" (Carta de Jonathan Mann a Herbert Daniel..., 1989; Daniel, 1989b).

Os temas tratados pelas principais ONGs brasileiras ganharam maior visibilidade em 1989, após Cazuza, popular cantor de *rock*, revelar que tinha a doença, vindo a falecer um ano depois. Diferentes ONGs importantes, mas de menor porte em relação às outras três, receberam auxílio de organizações filantrópicas, como o Grupo Gay da Bahia, criado em 1980, e o Grupo de Incentivo à Vida (GIV), fundado em São Paulo, em 1990. Elas procuravam defender os direitos das minorias sexuais, integrar as pessoas soropositivas entre si e à sociedade e buscar alternativas para prevenção e controle da doença. O psicólogo José Roberto Peruzzo, que presidiu o GIV até sua morte, em 1993, ficou conhecido por seu empenho missionário. Organizava *workshops* de artes, ginástica e encontros com mães (Valle, 2018). Além disso, a partir de 1988, ONGs ligadas às religiões afro-brasileiras passaram a fornecer ajuda aos doentes e organizar abrigos para as populações gay e transgênero acometidas pela doença.

Em meados de 1987, Peter Fry, em nome da FF, entrou em contato com Betinho para uma conversa. Segundo Fry, a "Abia era perfeita" para a doação porque já havia implementado atividades e não estava identificada unicamente com gays, em uma época na qual os jornalistas retratavam a doença como *peste gay*. Em um e-mail para o escritório da FF em Nova York, Fry referiu-se à Abia como o "centro de gravidade" intelectual do pensamento crítico sobre a aids no Brasil (Carta de Peter Fry para William D. Carmichael, 1987). Em outubro de 1987, a associação passou a receber doações durante sete meses, no valor de 50 mil dólares americanos, para um projeto denominado O Impacto Social da Aids, que incluía um estudo do histórico da doença e um boletim. Mais tarde, somou-se a isso uma contribuição complementar, no montante de 6,1 mil dólares, concedida ao seu Cedoc. A Abia obteve um status jurídico de organização sem fins lucrativos, condição obrigatória para receber doações da Ford; isso permitiu melhorar sua administração – o mesmo status foi almejado e alcançado por outras ONGs. Teve ainda que aprender como escrever propostas, elaborar orçamentos, preparar relatórios e fazer *lobby* junto aos congressistas. O *lobby* era importante, especialmente nesse momento; estava em jogo um projeto de lei que restringia a entrada de estrangeiros HIV positivo no país e outros que podiam conceder, às pessoas vivendo com aids, os mesmos direitos daqueles assegurados aos trabalhadores com doenças incapacitantes, ou que permitiam a criação, em 1986, da Comissão Nacional de Aids (Cnaids) – autônoma, com representantes das ONGs e caráter consultivo – dentro do MS. Conjuntamente, graças às doações e à ajuda do Ibase, a Abia modernizou os recursos de computação e o Cedoc tornou-se uma central de informações de estatísticas, publicações, DVDs e artigos de periódicos internacionais, quando a maioria não se encontrava em um sistema de acesso aberto, passando a ser um recurso não só para o público, mas também para os jornais.

Entretanto, à época não havia uma linha de financiamento designada para aids na Ford. Enquanto a doação da FF beneficiava a Abia, os diretores da fundação solicitaram, em 1988, que Richard Parker escrevesse um relatório identificando as oportunidades para essa linha no Brasil. Ele era um jovem antropólogo que vinha realizando trabalho em campo, desde 1982, para sua tese de doutorado sobre a sexualidade e o carnaval do Rio de Janeiro (Parker, 1988). Em fevereiro de 1989, Parker enviou um relatório com três temas principais: a necessidade de estudos sociais sobre a aids, o conflito entre ONGs e MS e a necessidade da FF de se envolver com a aids (Parker, 1989). Em termos conceituais, os temas relacionavam-se: apesar das estatísticas alarmantes, a doença recebia pouca atenção no Brasil; não se conhecia muito sobre as características sociais e culturais das pessoas vivendo com aids e o governo relutava em compartilhar informações e articular suas ações com os ativistas. Parker descreveu uma reunião problemática com Lair Guerra de Macedo, diretora do PN-DST/aids de 1986 a 1990, que era reflexo de um problema maior. Ativistas criticavam Guerra por considerarem difícil o diálogo com as ONGs e tímidas as campanhas desenhadas por ela; achavam insuficientes tanto os recursos para a prevenção quanto o número de leitos disponibilizados para pacientes de aids. Segundo Parker, ela não compreendia como as ciências sociais e os ativistas poderiam ajudá-la. Outro motivo de sua resistência era a influência da Organização Pan-Americana da Saúde (Opas) no Brasil. O diretor da Opas, Carlyle Guerra de Macedo, era irmão de Lair, e a agência regional tinha pouco interesse nas dimensões sociais da aids. O GPA de Mann, no entanto, estava bastante interessado (Barros & Vieira-da-Silva, 2016).

O relatório de Parker condenava a aversão do governo em compartilhar dados e sua decisão de não incluir pesquisadores universitários nas delegações enviadas às conferências internacionais de aids. Os mesmos cientistas não gostavam de trabalhar com o governo; ele apurou que os pesquisadores universitários em São Paulo acreditavam atuar melhor por conta própria em vez de trabalhar em parceria com Brasília. Em Belo Horizonte, Parker encontrou um exemplo elucidativo: um projeto sobre HIV e crianças em situação de rua, trabalhando como profissionais do sexo – realizado pela Universidade Federal de Minas Gerais (UFMG) e pela Universidade Johns Hopkins, em Baltimore, nos EUA –, sutilmente desconsiderou o MS. Especialistas locais enviaram algumas informações ao ministério, a fim de evitar uma oposição explícita, porém não pediram permissão para tratar de assuntos fundamentais da pesquisa, nem discutiram os resultados com o MS. Ele descobriu, ainda, que os pesquisadores locais tinham a sensação de que a divisão de trabalho com os cientistas norte-americanos não era clara e de que eram induzidos a coletar dados com pouco controle sobre análise e publicação dos resultados. Para Parker, a experiência sugeria que as ONGs tinham que estar cientes das vantagens e dos problemas do relacionamento com o governo e deveriam exigir participação plena nos projetos internacionais.

Parker, em seu relatório, louvava o apoio da FF ao estudo da Abia, uma vez que ele acreditava ser fundamental compreender a dimensão cultural da doença e as diferentes sexualidades no Brasil, onde as identidades de gênero eram fluidas – muitos homens envolvidos em práticas homossexuais não se identificavam como gays e pessoas transgênero se identificavam como integrantes de um terceiro gênero. Desse modo, Parker contestou a rígida definição de *grupos de risco*, como os homossexuais, que balizavam as primeiras respostas à aids, e sugeriu que qualquer pessoa estaria vulnerável (Parker, 2009). Na realidade, suas ideias foram uma crítica às diferentes formas do preconceito criado ao atrelar-se a aids somente aos gays: de início, foi apresentada pelos jornais e pelos conservadores como uma *peste gay*; depois, cientistas e agências sanitárias argumentaram que era uma doença de *grupos de risco*, associando, em seguida, a doença aos *promíscuos*. Logo, invisibilizavam as condições culturais, sociais e econômicas que, assim como o machismo, deixavam as mulheres com pouca capacidade de negociar o uso de preservativos com seus maridos e parceiros, ou que faziam os mais pobres venderem, para sobreviver, a única propriedade que tinham: seu corpo.

Na visão de Parker, o apoio da Ford à pesquisa local sobre sexualidade poderia dar grandes resultados, considerando que o Brasil contava com uma comunidade de cientistas sociais altamente talentosos interessados em aids, porém trabalhando com baixo orçamento, e era preciso superar uma tradição de investigações fragmentadas. O relatório recomendava o apoio a projetos de pesquisa orientados a políticas, aumentando a colaboração entre pesquisadores e aprimorando a disseminação de informações sobre questões legais e éticas. Depois do de Parker, um relatório interno de 1989, realizado pela FF, foi em uma direção similar. No documento, foi criticado o trabalho em planejamento familiar da fundação e foram sinalizadas novas prioridades compreendidas nos conceitos de igualdade de gênero e saúde reprodutiva (Brooke & Witoshynsky, 2002). Representantes da FF eram sensíveis às ideias veiculadas por feministas e políticos progressistas que as imprimiam em um campo em construção, para substituir o termo planejamento familiar por saúde sexual e reprodutiva, no qual aids e outras ISTs estariam contempladas.

As doações da FF no Brasil ajudaram a garantir os salários dos administradores, gerentes e secretários, pagar aluguéis, comprar equipamentos e financiar refeições para os voluntários. Em 1989 e 1991, doações significativas para ONGs brasileiras também se originaram da Fundação Interamericana (IAF, na sigla em inglês). Inspirada por Paulo Freire, essa doação evitava a abordagem comportamental dominante na saúde pública, a qual partia do pressuposto de que os indivíduos tomavam decisões sexuais racionais depois de receber informação científica correta. Isso surgiu quando as infecções por aids pareciam diminuir nos países industrializados, porém aumentavam nos países em desenvolvimento (Bastos, 1991). Alguns anos depois, em 1994, a

IAF financiou o Gapa Bahia. A Oxfam e o Fundo Católico para o Desenvolvimento Internacional, do Reino Unido; a Misereor, da Alemanha; e a Diakonia, da Suécia – uma instituição religiosa para o desenvolvimento – foram organizações que também ajudaram as ONGs brasileiras. Inicialmente, não havia um item de despesas gerais ou *overhead* nos orçamentos das propostas; porém, em meados da década de 1990, essa categoria surgia como indicativo da profissionalização das equipes administrativas das ONGs. Ainda assim, a preparação de relatórios adequados para organizações filantrópicas norte-americanas tornou-se um desafio. Um exemplo emblemático ocorreu em 1992, com uma doação de 44 mil dólares da FF recebida pelo Gapa/RS, sediado em Porto Alegre. A documentação foi devolvida pela fundação por falta de recibos. Os diretores da ONG rebateram, afirmando que eram novos na função e não conseguiram encontrar registros completos (Turra, 1993). Essa ocorrência revelava um problema comum das ONGs: alta rotatividade na liderança devido à morte ou ao adoecimento, com gravidade, de muitos voluntários.

A FF ofereceu uma doação considerável para a Abia em 1988: 267 mil dólares a serem empregados nos dois anos seguintes para apoiar pesquisas, aperfeiçoar o Cedoc e criar conexões com outras ONGs. Com tal apoio, a Abia deu prosseguimento à sua campanha de sangue seguro, publicou o seu boletim e lançou um apelo por propostas de pequenas organizações emergentes, de base, para que implementassem seus próprios projetos, convertendo-se em uma referência entre as ONGs, pois elas dependiam de sua aprovação para receber verbas (Abia, 1990a). Em 1990, as doações da FF beneficiaram o Gapa/SP – 70,98 mil dólares – pela defesa em nome das pessoas com aids e o Atobá Movimento de Emancipação Homossexual – 41,7 mil dólares por um ano –, uma ONG menor criada em 1985, na zona oeste do Rio de Janeiro, voltada para a prevenção contra aids entre as comunidades homossexuais e bissexuais nas cidades brasileiras. No início de 1991, outra doação da Ford foi feita para a Abia – 125 mil dólares –, destinada à produção de materiais para educação de mulheres, meninos adolescentes e famílias de áreas urbanas pobres. Graças a essas doações, os membros das ONGs também puderam viajar para a VII Conferência Internacional de Aids, realizada em Florença, na Itália, em 1991, onde Daniel e Parker ajudaram a organizar os simpósios e as sessões vinculados ao campo das ciências sociais e comportamentais. Esses encontros constituíam-se em experiências de aprendizagem para as ONGs brasileiras, que tiveram maior acesso a pesquisas globais e conheceram êxitos, fracassos e lições aprendidas por sociedades que se encontravam em diferentes etapas da epidemia.

Por meio dos encontros, também estabeleceram um diálogo com outros cientistas e ativistas da saúde para elaborar projetos colaborativos e atividades conjuntas de militância. Além disso, os brasileiros fizeram parte de debates internacionais sobre o escopo desses eventos. Pouco depois de 1985, quando se realizou a I Conferência Internacional de Aids, em Atlanta, nos EUA, a participação dos países em desenvolvimento era baixa; não estava claro o caráter das conferências: era um evento biomédico apenas para os cientistas e sanitaristas? Como combinar ciência e direitos humanos? Por que tão poucos delegados dos países pobres participavam – pelo menos, até 1991, uma média de 10% –, embora a pandemia estivesse se espalhando mais rapidamente nesses países? Os eventos também foram ocasiões importantes na formação de parcerias entre ativistas de diferentes nações. Um dos ativistas lembra que, na V Conferência Internacional de Aids, em Montreal, no Canadá, em junho de 1989, "fomos atrás da Lair Guerra (...). Nós, a ACT UP, e nossos aliados a pressionamos, a importunamos, em uma tentativa de fazer com que o Brasil assumisse uma posição mais progressista em sua resposta à aids" (Souza, 2011).

A Abia contava com delegados no Canadá, que tinham chegado várias semanas antes para participar do encontro internacional de ONGs; o evento reuniu mais de trezentas OSCs que lutavam contra a aids, sendo denominado Oportunidades para a Solidariedade. Os ativistas ficaram impressionados com os norte-americanos, especialmente da ACT UP. Durante a conferência em território canadense, esses ativistas lançaram um manifesto, exigindo um código de direitos para preservar a humanidade das pessoas vivendo com aids e garantir seu envolvimento ativo nas decisões ligadas às ciências e à política. Também promoveram a primeira rede internacional de organizações trabalhando com a aids – que ficou conhecida como International Council of AIDS Services Organizations (ICASO) –, a qual incluía a Abia como ponto de referência para a América Latina. Os brasileiros presentes em Montreal trouxeram na bagagem, de volta para casa, a ideia de criar uma rede nacional. Eles descobriram as similitudes entre o trabalho deles e o dos ativistas de nações desenvolvidas. Em ambos os casos, era necessário conceber a defesa dos direitos humanos, agrupar recursos e informar-se sobre o que havia de melhor em ciência para que fosse possível seguir ou refutar decisões científicas (Follér, 2001).

Os esforços para criar essa rede, no Brasil, começaram pelos encontros dos Gapas, iniciados em 1987. A Abia, o Gapa, o GPV e outras ONGs organizaram uma reunião, em julho de 1989, em Belo Horizonte; estiveram presentes 14 ONGs que trabalhavam com a aids. Deliberou-se sobre poucas pautas e não tardou para que houvesse uma segunda reunião, em outubro de 1989, em Porto Alegre, com 38 OSCs. Em seguida, criaram a Rede Brasileira de Solidariedade e aprovaram a Declaração dos Direitos Fundamentais da Pessoa Portadora do Vírus da Aids. Contudo, os debates nessas reuniões eram problemáticos; na terceira reunião das ONGs trabalhando com a aids, em abril de 1990, em Santos, surgiram acusações de hegemonia contra a Abia durante um debate sobre qual deveria ser a prioridade das ONGs, assistência ou política – a

Abia foi acusada da segunda. Os que enfatizaram assistência reconheciam na oferta de serviços sociais a principal obrigação, já que uma ênfase em política alienaria as autoridades. Havia até queixas contra o fato de as ONGs receberem financiamentos externos, sobretudo norte-americanos – como no caso da Abia –, com alegação de suas agendas serem ditadas por doadores estrangeiros. Outra acusação semelhante dava conta de que as ONGs competiam pelas mesmas doações e não eram capazes de cooperar entre si. Os líderes da Abia acreditavam que uma abordagem de tratamento limitado desviava a atenção aos direitos básicos, ponto-chave na questão da aids. Uma das evidências de desentendimento entre os ativistas que trabalhavam com a aids foi a decisão do GPV de mudar-se, em 1995, do escritório que dividia com a Abia. Desde o falecimento de Daniel, em 1992, os laços cordiais entre as organizações afrouxaram-se e cada uma tomou seu rumo; a Abia consolidou sua posição como organização orientada a políticas e o GPV tornou-se uma liderança política para pessoas vivendo com HIV/aids. Por fim, a Rede de Solidariedade ruiu e, no início da década de 1990, surgiu uma rede mais ampla, não concentrada especificamente em aids, a Associação Brasileira de Organizações Não Governamentais (Abong).

As ONGs começaram a desenvolver projetos com o MS graças a Guerra de Macedo, agora se mostrando mais flexível, após ter participado da IV e da V Conferência Inter-nacional de Aids – em Estocolmo (1988), na Suécia, e Montreal (1989), respectiva-mente. Ela fora influenciada pelas pressões advindas de ONGs locais e pela decisão, por parte da Opas, de trabalhar com a sociedade civil (Hartigan & Wiseman, 1993). O recebimento de doações em dólares norte-americanos para as ONGs foi, segura-mente, outro motivo, pois o dólar era uma moeda forte quando comparada com a moeda local, o cruzeiro. Em 1987, a economia encaminhava-se para uma recessão e a inflação beirava os 1000%. A eleição de Fernando Collor de Mello – um conservador do livre mercado –, em 1990, não solucionou a crise. Dois anos após ser eleito presi-dente da República, Collor enfrentou o *impeachment* por corrupção e, em dezembro de 1992, renunciou pouco antes da decisão do Congresso. As ONGs especializadas em aids atuantes durante esse período transformaram-se em fontes de resistência, porque o novo ministro da Saúde, o político conservador Alceni Guerra, concordava com os cortes orçamentários guiados pela lógica neoliberal de Collor. O ministro demitiu Guerra de Macedo, o que provocou a renúncia da maioria dos funcionários de alto escalão do programa, e foi incapaz de manter estatísticas epidemiológicas regulares ou convocar a Cnaids. Para piorar, o MS apartou o Brasil do circuito de ciência internacional e recusou a oferta da OMS de realizar testes em vacinas para HIV, valendo-se do argumento de que os brasileiros não eram cobaias (Barros, 2018).

Apesar desses problemas, nem tudo foi perdido durante o governo Collor. O presidente, em 1990, citou a aids em um discurso – o primeiro a discutir sobre a doença em público. Ainda, criou uma lei proibindo testagem de HIV para novos funcionários públicos; os hospitais privados eram reembolsados para o tratamento da aids, os hotéis tinham que disponibilizar preservativos, os hospitais tiveram de reservar leitos para aids e o teste de HIV passou a ser realizado na população carcerária. Além disso, iniciava-se o acesso a novos medicamentos. A partir de 1991, o sistema de saúde distribuiu o primeiro ARV a tratar a doença: o AZT (Nunn, 2010). Posteriormente, forneceu outros medicamentos, como o ganciclovir, um remédio antiviral indicado para infecção ocular provocada pelo citomegalovírus, comum em aids, e a pentamidina, medicação antimicrobiana indicada para prevenção de pneumonia associada à aids. Diante de acusações de corrupção, Alceni Guerra deixou o ministério e foi substituído pelo ex-secretário de saúde de São Paulo, Adib Jatene, que definiu sanções contra fraude e corrupção nos centros médicos e restabeleceu o Programa Nacional de Aids com Guerra de Macedo, ainda no governo de Collor.

A disponibilidade do AZT conduziu ao estudo sobre medicamentos para o tratamento da doença no mundo todo. A partir de meados da década de 1980, cientistas conheceram a estrutura molecular da protease do HIV, enzima presente em estágio posterior do ciclo de replicação do vírus. Iniciaram, dessa maneira, uma corrida para o desenvolvimento de uma molécula capaz de bloqueá-lo e atuar como inibidora de protease, da mesma forma que o AZT. Ao tomar conhecimento de que novos medicamentos poderiam ser usados como alternativa para pessoas intolerantes ao AZT, ativistas brasileiros exigiram sua distribuição no sistema público, assim como a de outras medicações relacionadas à doença. Incluíam ganciclovir, pentamidina e outros remédios caros, como didanosina (ou ddI), fabricada pela Bristol Myers Squibb; lamivudina (ou 3TC), produzida pela empresa canadense Biochem International, ligada à Glaxo; e dideoxicitidina (ou ddC), patenteada pela Hoffmann-La Roche. Outras medicações importantes, desenvolvidas após 1991, incluíam estavudina (ou d4T), pertencente à Bristol Myers Squibb, e o saquinavir (ou SQV), produzido pela Hoffman-La Roche. Os ativistas demandavam o acesso a esses medicamentos, pois o ministério não era claro nem transparente quanto à intenção de comprá-los. Para não os comprar, as autoridades brasileiras, às vezes, usavam como pretexto o fato de os medicamentos serem custosos e exigirem disciplina rígida ou adesão, ou seja, precisavam ser administrados várias vezes ao dia para que tivessem eficácia; as agências internacionais davam justificativas semelhantes.

## Problemas e soluções da Abia

Em 1991, a Abia passou por uma crise que refletia os problemas enfrentados por outras ONGs. O apoio que recebia das agências brasileiras era pequeno em relação às doações vindas do exterior. Embora a Abia houvesse contratado Cesar Behs como diretor administrativo, a recomendação dele – profissionalizar a equipe de maneira integral para procurar novos apoios locais – encontrou resistência. A solução temporária partiu de Betinho, que recrutou empresas para financiar o projeto Solidariedade da Abia a fim de cobrir o tratamento de funcionários HIV positivo e conduzir programas de prevenção no trabalho (Abia, 1990b). Ao final de 1991, Betinho convidou Parker e João Guerra, membro do Ibase, para reformar a Abia. De setembro de 1991 a maio de 1992, Parker, Guerra e Behs tentaram organizar a entidade. Betinho continuou como presidente e a administração da Abia passou a ser compartilhada por Guerra, Parker e Behs. Eles puderam contar com a importante adesão da antropóloga Jane Galvão para reforçar as habilidades de pesquisa da organização. Além disso, o Conselho de Administração e a Assembleia Geral, com pesquisadores prestigiados de outras instituições, ajudaram a criar transparência. Com a demissão de Behs, em 1993, Galvão ocupou o cargo de coordenadora da Abia, assumiu as responsabilidades administrativas e ficou bastante conhecida dentro e fora do país.

Com os contatos e o conhecimento internacional de Parker, a Abia obteve novas contribuições. Uma muito importante foi da Fundação MacArthur, que ofereceu 169 mil dólares por três anos para cobrir as despesas com a equipe da Abia e para criar uma página na internet, uma novidade na época (Corrêa *et al.*, 2005). O auxílio dessa fundação aumentou nos anos subsequentes e um total de 1,068 milhão de dólares foi doado para a Abia entre 1992 e 1998. A Fundação MacArthur também ajudou o GPV com 230 mil dólares entre 1996 e 1998 e o Gapa com 250 mil dólares entre 1994 e 1999 (MacArthur Foundation, 2023). Outra ajuda importante para a Abia chegou, em 1991, do International Center for Research on Women (ICRW), para analisar a aids em mulheres, e da USAID, para estudar a transmissão do HIV em relações heterossexuais. Durante 1992 e 1993, diferentes doações para essas e outras ONGs nacionais vieram do Save the Children Fund, criado originalmente no Reino Unido, e do Scottish Catholic International Aid Fund (SCIAF), agência de desenvolvimento da Igreja católica na Escócia.

As ONGs ajudavam instituições beneficentes a reenquadrar o escopo de trabalho e a justificar-se. Por exemplo, a Interchurch Organization for Development and Cooperation, ONG internacional criada nos Países Baixos, passou a dedicar atenção à saúde e à aids e fez doações para a Abia. O Development et Paix, órgão pertencente à Conferência Canadense de Bispos Católicos, agiu de modo semelhante e iniciou um trabalho com a aids. O Gapa recebeu auxílio da nova London Lighthouse para cuidar de pessoas vivendo com aids. A assistência veio também da Family Health International, organização sem fins lucrativos sediada na Carolina do Norte, nos EUA, que trabalhou com o Projeto de Prevenção e Controle da Aids (AIDSCAP, na sigla em inglês) entre 1991 e 1997, graças à USAID (Vieira, D'Angelo & Fernandes, 1999). O American National Council of the Churches of Christ e a Levi Strauss Foundation também apoiaram ONGs brasileiras. Graças a esses donativos, a Abia consolidou suas publicações; em parceria com o Instituto de Medicina Social da Universidade do Estado do Rio de Janeiro (IMS/Uerj), lançou uma série de livros originados de dissertações de mestrado e teses de doutorado, publicou informes e traduziu, para o português, obras fundamentais sobre aids (Mann, Tarantola & Netter, 1993). Nesse material publicado, foram revelados números dramáticos: cerca de 420 mil pessoas, em idades entre 15 e 45 anos, estavam infectadas. O custo hospitalar para um paciente com aids, no Brasil, era da ordem de 17 mil dólares, oito vezes superior ao custo médio na América Latina; a duração das internações era de 23 dias, duas vezes o número registrado nos EUA. Além disso, um brasileiro vivia, em média, 5,1 meses após o diagnóstico de aids; na Europa e nos EUA, a sobrevida era de 12 meses.

Em 1992, a Abia envolveu-se no projeto Saúde Reprodutiva em Tempos de Aids, que envolvia a produção de artigos de excelência por grupos de trabalho formados por especialistas nacionais e internacionais. O GPV também recebeu doações significativas da FF para assistência educacional e jurídica de pessoas vivendo com HIV/aids. A partir de 1993, o GPV/RJ, o GPV/SP e a Abia organizaram, em conjunto, o ambicioso projeto Homens que Fazem Sexo com Homens, com a ajuda do AIDSCAP e do MS. Finalmente, havia um projeto nas favelas intitulado Solidariedade é uma Grande Empresa, apoiado pelo ministério, sobretudo. Desde meados da década de 1990, a Abia e outras ONGs sofreram uma redução nos financiamentos de projetos de longo prazo e passaram a depender mais de doações menores, de um número reduzido de doadores, principalmente a Fundação MacArthur, a Protestant Association for Cooperation in Development e a FF. A Abia decidiu, então, seguir o conselho de profissionalizar a organização e remodelar seu Conselho de Administração, que incluía 18 membros eméritos de diferentes instituições. Em 1995, Parker assumiu como secretário-geral do conselho e, três anos depois, foi eleito presidente da instituição. A Abia superou seus problemas e, ao final da década de 1990, participou do conselho de organizações regionais, como o Conselho Latino-Americano e Caribenho de ONGs com Serviços em Aids

(LACCASO, na sigla em inglês). A reorganização surgiu com um novo tema que refletia a crescente aproximação entre epidemia e situação de pobreza: a vulnerabilidade em oposição ao risco – percebido como uma maneira de culpabilizar os indivíduos infectados –, discussão que denunciava estruturas sociais e culturais injustas que transformavam os pobres em presas da epidemia. A vulnerabilidade era entendida como um conjunto de aspectos contextuais e coletivos que marcavam a vida de um indivíduo – como renda, escolaridade, identidade racial e discriminação por orientação sexual – e estavam relacionados ao grau de exposição à doença e associados ao maior ou menor acesso a recursos educativos e médicos adequados para proteger-se da infecção (Parker, 2000). A importância do conceito foi conferir real integralidade às ações de saúde e conceber a luta contra a aids como parte de uma luta pela cidadania, pela verdadeira igualdade de oportunidades, pelo direito humano à saúde e pelo direito à livre orientação sexual.

No entanto, a Abia não saiu ilesa; em abril de 1994, a imprensa noticiava que a associação havia recebido dinheiro do jogo do bicho. A polêmica aconteceu em 1991, quando um político apresentou Betinho à esposa de um agenciador que doou 40 mil dólares para a Abia. Três anos depois, quando esses fatos vieram à tona, os jornais questionaram a ética institucional da ONG. Por fim, Betinho admitiu que havia sido um erro aceitar o dinheiro e o escândalo começou a arrefecer ao final do ano (Escóssia, 1994).

## AS ONGS, UM NOVO GOVERNO E O BANCO MUNDIAL

Aproximando-se da metade da década de 1990, a situação econômica e política brasileira estabilizara-se e as ONGs consolidaram-se. Ao final de dezembro de 1992, o presidente em exercício Itamar Franco – vice de Collor – substituiu legalmente o ex-presidente e, após alguns meses, conteve a hiperinflação graças ao seu ministro da Fazenda: Fernando Henrique Cardoso (Flynn, 1996), do Partido da Social Democracia Brasileira (PSDB). O sucesso das políticas econômicas criou um candidato presidencial; em 1994, Cardoso foi eleito presidente com 54% dos votos, mais que o dobro do obtido por seu concorrente mais próximo, Luiz Inácio Lula da Silva, líder do PT. Conforme descrito por Timothy Power, a democracia brasileira tornou-se mais estável após o período de baixo desempenho entre 1985 e 1993 (Power, 2010). O novo presidente, entretanto, tinha de solucionar uma situação ainda difícil: o Brasil era o maior devedor bancário entre os países latino-americanos e sofria pressões do Fundo Monetário Internacional (FMI) para chegar a um acordo com seus credores, o que implicava um ajuste estrutural neoliberal – menor papel estatal e privatização de serviços controlados pelo Estado. Embora Cardoso adotasse o neoliberalismo, seu governo apoiava alguns programas sociais, como os da aids, e reconhecia a necessidade de uma parceria com as ONGs (Cardoso, 2009).

Nesse contexto, Jatene, nomeado novamente ministro da Saúde, opôs-se às tentativas de abertura de serviços médicos públicos para investimentos estrangeiros; incentivou deputados a apoiarem um projeto de lei de taxação sobre transações bancárias, destinado a fornecer recursos à saúde; apoiou a reorganização de Guerra de Macedo para o Programa Nacional de Aids, que reforçava a Cnaids e assegurava um salário mínimo para pessoas afetadas pela doença, incapacitadas ao trabalho; e recrutou celebridades como Pelé para promover o uso de preservativos. Representantes do MS estavam dispostos a coordenar seu trabalho com as ONGs. Na IX Conferência Internacional de Aids, de 1993, sediada em Berlim, na Alemanha, Guerra de Macedo liderou um grupo de ativistas brasileiros até a área reservada às empresas farmacêuticas, puxando o coro de "Abaixem os preços!", e posteriormente publicou catálogos de ONGs que trabalhavam com aids (Brasil, 1997). O programa restabeleceu a conexão com a ciência internacional, participou de testagens vacinais globais e promoveu a produção local de medicamentos genéricos.

Em março de 1994, quando a OMS reportava 12 mil casos de aids no Brasil e se estimava que mais de setenta ONGs brasileiras trabalhavam com a aids, o Brasil assinou um contrato de empréstimo com duração de três anos, no montante de 250 milhões de dólares, com o BM – 160 milhões fornecidos pelo banco e 90 milhões pelo governo brasileiro. O acordo fez com que os recursos do Programa Nacional de Aids fossem dos maiores entre os países em desenvolvimento (Brasil, 1994). A transação financeira deu-se quando a OMS começava a perder protagonismo e o Departamento de População e Saúde do banco estava em vias de tornar-se o líder em saúde internacional (Cueto, Brown & Fee, 2019). Uma diferença importante entre a FF e outras organizações filantrópicas era a de que o banco dependia de empréstimos, exigia fundos de contrapartida governamental e alianças entre ONGs e o governo, em oposição ao *modus operandi* da FF. Como resultado, esses empréstimos tornaram-se fundamentais para alavancar o poder político por parte da OSC.

A entrada do BM no setor Saúde foi iniciada pelo presidente dessa organização, Robert S. McNamara, o ex-secretário de defesa dos presidentes John F. Kennedy (1961-1963) e Lyndon B. Johnson (1963-1969), nomeado para o cargo em 1968. Ele teve, assim como a FF, uma perspectiva neomalthusiana; segundo McNamara, o rápido crescimento populacional era uma das maiores barreiras para a expansão econômica dos países em desenvolvimento. As atividades iniciais de empréstimos para as áreas de planejamento familiar, saúde e nutrição foram responsabilidades de distintas divisões do banco. Uma importante reorganização do BM, em 1972, permitiu a criação do Departamento de Projetos de População (PNP, na sigla em inglês), marcando o começo dos projetos destinados apenas à saúde, tornando-se uma área diferenciada da de população. Mesmo com as mudanças de nome, as ações estiveram marcadas pela liderança de Kandiah Kanagaratnam –, médico de Cingapura que ingressou como funcionário do BM em 1969 –, primeiro diretor do PNP, ocupante do cargo de 1972 até 1979. Nesse período, o banco procurou apoiar serviços de saúde relacionados ao controle populacional, implementar incentivos com o objetivo de encorajar famílias menores e prestar apoio aos governos em questões de compras de tecnologia, planejamento familiar, seleção de consultores e redação de termos de referência para projetos de população e saúde.

Segundo o Documento de Política do Setor Saúde, de 1975, a melhoria das instalações, como hospitais, clínicas e postos de saúde, e das condições de saúde para a população deviam ser as principais metas de desenvolvimento; os empréstimos relacionados à saúde deveriam começar a ser coordenados entre agências bilaterais e multilaterais, como a OMS. Em 1979, a direção do banco aprovou uma função ampliada no setor Saúde, criando o Departamento de População, Saúde e Nutrição (DPSN), com John R. Evans como seu primeiro diretor. O foco inicial foi a relação entre saúde e população, especificamente o planejamento familiar, mas a agência passou a apoiar os esforços nacionais e internacionais para melhorar a saúde da mulher e a saúde materno-infantil. Depois de 1989, o BM passou a não trabalhar apenas com os governos e começou a incluir grupos ambientais e ONGs em seus empréstimos, para mitigar as críticas às suas políticas de desenvolvimento.

O relacionamento anterior ao ano de 1992 entre Brasil e BM tornava improvável uma possibilidade de acordo. Até o início da década de 1970, o auxílio do banco destinava-se à energia, ao transporte e à indústria; poucos projetos de infraestrutura social recebiam apoio. De 1976 até o final da década de 1980, o BM emprestou 623 milhões de dólares para o Brasil destinados a oito projetos de saúde, nutrição e população, porém apenas um dos empréstimos englobava atividades antiaids (World Bank, 1989a). A maioria desses empréstimos era considerada um fracasso, haja vista a má gestão local e os atrasos no necessário financiamento nacional. Devido a essas experiências, Collor informou ao BM que o Brasil deixaria de solicitar assistência para seus programas sociais. Entretanto, depois que o país recebeu atenção internacional com a Cúpula da Terra da ONU, sediada no Rio de Janeiro, em junho de 1992 – popularmente conhecida como ECO-92 –, uma reunião entre representantes do BM e do governo brasileiro teve como tema a possibilidade de financiar atividades voltadas à aids. Economistas mais antigos do banco estavam hesitantes, não só pela reputação do Brasil como mau recebedor, mas também por não considerarem o trabalho com aids um investimento produtivo; contudo, nem todos os funcionários partilhavam dessa crença. A partir do final da década de 1980, o banco vinha discutindo seu mandato, o que resultou em um famoso relatório de 1993, intitulado *Investindo em Saúde* (World Bank, 1993). Ainda que as ideias apresentadas no documento não exercessem impacto direto na negociação da primeira doação, elas viriam a influenciar o futuro relacionamento entre BM e Brasil. O relatório lançou mão de um novo indicador de saúde para países – anos de vista ajustados por incapacidade (DALYs, na sigla em inglês) – para medir o custo da doença na produtividade e na mortalidade prematura. O relatório promoveu o conceito de intervenções com boa relação custo-benefício e estimulou governos a reduzirem as despesas desvantajosas e a reforçarem as imunizações, a prevenção contra aids e os serviços clínicos essenciais. Representantes do banco achavam que programas de saúde específicos ajudariam a assegurar a estabilidade econômica (Pereira, 2012).

A negociação do empréstimo foi uma experiência de aprendizagem para brasileiros e envolveu uma ampla gama de instituições, incluindo Ministério da Fazenda (MF), governos locais e ONGs. Os primeiros objetivos eram fortalecer a vigilância, a prevenção e a biossegurança. Outra área de negociação foi o papel exercido pelas ONGs; o BM, mais do que o governo brasileiro, desejava um sistema competitivo de doações, com propostas de ONGs com um orçamento máximo de 100 mil dólares ao ano, montante superior ao da maioria das doações fornecidas por organizações filantrópicas norte-americanas. O governo, com pouca experiência no trabalho com ONGs, concordou, pois acreditava que os 15% destinados a elas não fariam uma diferença significativa. Os propósitos eram: reforçar a prevenção, treinar um quadro de profissionais da saúde, criar sistemas de vigilância e assegurar o apoio de estados e municípios. O programa contava com quatro componentes: vigilância epidemiológica, prevenção, formação institucional e pesquisa. Dada a dimensão, uma equipe independente, paralela ao MS – porém sob a responsabilidade do ministro –, administrava o programa. Estados e municípios estabeleciam planos de longo prazo e o governo federal fornecia ARVs para os governos locais; em contrapartida, esses precisavam adquirir medicamentos para infecções oportunistas. Ainda, as equipes confrontavam os conservadores que tentavam controlar as ONGs – até 1994, havia poucas regulamentações referentes a elas. A partir de 1995, a Comunidade Solidária, uma organização *quase não governamental*, promoveu a lei n. 9.790, aprovada em 23 de março de 1999, com mecanismos de sanções e prestação de contas de ONGs (Landim, 1993).

As ONGs confiaram em sua experiência anterior com a FF e outras instituições filantrópicas para elaborar propostas relevantes com orçamentos consistentes, melhorar sua capacidade gerencial e técnica, ser transparentes com o uso do dinheiro, fornecer os documentos legais necessários e oferecer mecanismos para monitorar seu desempenho. Novas ONGs foram formadas; as existentes, dedicadas a outros temas – como as feministas –, começaram a trabalhar com a aids; em 2000, cerca de quinhentas ONGs relacionadas à aids existiam no Brasil. O Programa Nacional de Aids em Brasília estabeleceu, em 1993, uma unidade formal de ligação com ONGs que tiveram relações anteriores com o MS e as OSCs. Passou a aconselhar sobre a estruturação de propostas de um ano com relatórios trimestrais de progresso, em tópicos como educação e assistência psicológica e jurídica. Atuou na distribuição de preservativos, na promoção de práticas sexuais seguras e no treinamento de profissionais da saúde leigos. Diferentemente do que ocorria com as doações da FF, os contratos não cobriam os custos indiretos das ONGs e controles rígidos impediam-nas de gastar os fundos de forma diferente do orçado. O MS decidiu, também, que o programa poderia contratar diretamente essas ONGs e contornar os governos locais conservadores que não queriam colaborar com intervenções preventivas consideradas controversas por envolver gays e profissionais do sexo, troca de seringas para usuários de drogas e distribuição de preservativos. A relação entre as ONGs e o Programa Nacional de Aids do ministério também foi fundamental para o estabelecimento de redes entre OSCs e autoridades locais não conservadoras que deram pouca atenção ao controle da aids.

Municípios e estados, em busca de fundos, tiveram que criar ou reforçar unidades especializadas em aids e estabelecer planos de longo termo, com metas mensuráveis e prazos para prevenção, vigilância epidemiológica, tratamento e atividades de direitos humanos. Eles recebiam recursos de acordo com a coerência desses planos e a prevalência da aids, ou de acordo com a concentração de populações de alto risco em suas localidades e seu compromisso de fornecer fundos locais de contrapartida – geralmente menores do que os recursos de Brasília. Como resultado, todos os estados do país e as cidades com maior concentração de casos de aids contavam com unidades no final da década de 1990. O governo federal forneceu ARVs às autoridades locais, que tiveram de arcar com a compra de medicamentos para infecções oportunistas.

O acordo com o BM enfrentava a tensão entre prevenção e tratamento, tema fundamental no Brasil e na saúde internacional. O BM pretendia restringir o trabalho preventivo; o banco argumentava que, até 1993, não havia trabalho suficiente em prol da prevenção, no Brasil, fora das grandes cidades, e temia uma escalada nos custos de medicamentos envolvidos no tratamento (Beyrer, Gauri & Vaillancourt, 2005). Após alguns debates com brasileiros e especialistas do Centro de Controle de Prevenção de Doenças (CDC, na sigla em inglês), dos EUA, os quais se apoiavam, o BM foi convencido a incluir testagem e consultoria no projeto, porém *concordou em discordar* com relação às políticas de tratamento gratuito no Brasil. Isso foi especialmente importante após 1996, quando a lei n. 9.313, de 13 de novembro de 1996, estabeleceu o fornecimento de ARVs gratuitamente, para todas as pessoas necessitadas, por meio do SUS. Os negociadores brasileiros deixaram claro que não solicitariam financiamento para medicamentos, porém enfatizaram que, para desenvolver amplos esforços de prevenção, precisavam de uma rede laboratorial de alta qualidade, os Centros de Testagem e Aconselhamento (CTA). Além de melhorar a informação epidemiológica, os centros foram fundamentais para superar a relutância das pessoas em submeterem-se aos testes e para proporcionar os resultados das testagens de HIV em ambiente confidencial. Ajudaram, dessa maneira, indivíduos soronegativos a adotarem medidas de proteção contra a infecção e forneceram, aos soropositivos, tanto apoio emocional quanto orientações médicas para o tratamento ou a prevenção doenças associadas ao vírus. Por fim, os locais foram usados para testes e para entrega de ARVs pagos com recursos brasileiros (Brooke, 1993). Ao final da década de 1990, havia 247 CTA e 480 unidades de distribuição conectadas por um sistema computadorizado para a supervisão dos regimes. Antes do empréstimo do banco, o Brasil contava com apenas sete clínicas onde as pessoas podiam realizar testes de HIV. Quanto aos medicamentos, em propostas anuais, havia preferência por genéricos produzidos localmente, em vista dos baixos preços.

O empréstimo do BM conferiu legitimidade ao trabalho com gays e profissionais do sexo, transmitindo a mensagem de que trabalhar com a aids não era uma preocupação apenas da esquerda, mas também dos partidos de centro-direita e dos órgãos internacionais (Ugalde & Jackson, 1995). Um resultado igualmente claro do empréstimo foi o fortalecimento político dos brasileiros apoiadores do programa, que lograram a negociação de um segundo (1999-2002) e um terceiro (2003-2006) acordos com o BM. Esses empréstimos, conhecidos como Aids II e Aids III – o primeiro era chamado de Aids I – não cobriam o tratamento, de responsabilidade do governo; entretanto, eles sustentavam o processo de entrelaçamento coletivo de diferentes atores históricos iniciado com o primeiro apoio financeiro. Graças ao BM, as ONGs reforçaram seus recursos e seu trabalho, organizaram a proteção jurídica de pessoas em necessidade – até abrindo processos contra autoridades – e complementaram as atividades governamentais. Ao mesmo tempo, os ativistas atenuaram seu papel como críticos de dirigentes públicos e tornaram-se implementadores do programa oficial de aids, levantando dúvidas relacionadas à sua habilidade para manter o papel de fiscais das autoridades. Outro problema para os ativistas era que o BM não enxergava a necessidade de um sistema de saúde abrangente, criticando o SUS como insustentável do ponto de vista financeiro (World Bank, 1989b). A maioria dos ativistas acreditava que a ligação entre eles e o governo brasileiro fosse forte e pudesse resistir a uma imposição das prioridades do banco, o qual incentivava a privatização de parte do SUS (Mattos, Terto Jr. & Parker, 2001). Ainda, houve continuidade sobre esse debate após 1996, quando a epidemia se tornou mais complexa.

## REFLEXÕES SOBRE UMA ILHA DE MODERNIDADE

Em 2006, Jacob A. Gayle, vice-presidente adjunto para HIV/aids da FF, refletiu sobre o trabalho da fundação com a aids, enaltecendo Brasil e Índia (Gayle, 2006). Para Gayle, a ação conjunta de organizações filantrópicas e estruturais incentivou legisladores a criarem respostas abrangentes que associassem ciência e direitos humanos. Seu relato resumia um crucial processo de entrelaçamento no Brasil: entre ONGs progressistas, fortalecidas pela democratização, que exigiam um programa nacional baseado em ciências e direitos humanos, e contatos no exterior que apoiavam essa demanda. Como resultado, surgia um *Estado ativista*, respaldando uma resposta holística e diferenciada à epidemia (Biehl, 2004). Para o BM, o trabalho com a aids no Brasil foi um aprendizado de como colaborar com OSCs, pois previamente a instituição cooperava somente com governos. Ainda, o banco teve uma experiência fundamental, no Brasil, para reposicionar-se diante da aids como uma questão central de desenvolvimento; lançar sua iniciativa de *guerra* contra a aids com foco na África, em 2000; organizar, dois anos depois, seu Programa Global de HIV/aids; e envolver-se profundamente na implementação de empréstimos ligados ao controle da doença em todo o mundo. A atuação do banco no Brasil também foi importante para mostrar que nem todas as suas demandas seriam aceitas pelos receptores; por conseguinte, assentiu que os brasileiros fizessem seus programas combinando tratamento e prevenção, utilizando a vigilância epidemiológica como uma ferramenta para a logística de tratamento.

Paralelamente, a iniciativa proposta pelo BM tinha expectativas ambiciosas que se tornaram difíceis de atingir. Os ativistas brasileiros e os funcionários do MS vinculados ao trabalho de enfrentamento da aids, por sua vez, tiveram a ilusão de que o SUS seria movido em direção à formação de parcerias entre a sociedade civil, os sanitaristas, os funcionários governamentais e as agências internacionais. Entretanto, o BM acreditava que o apoio ao controle de aids serviria para dar maior importância às intervenções custo-efetivas e para mostrar aos brasileiros que suas críticas ao sistema de saúde do Brasil eram válidas. Ao criar um núcleo de excelência com o programa, o banco queria demonstrar a insustentabilidade financeira de um sistema abrangente de saúde pública. Para ativistas e membros do movimento da Reforma Sanitária, foi difícil basear todas as políticas sanitárias – no intuito de erradicar o estigma e diminuir a desigualdade social que tornou a população pobre vulnerável à doença – em parcerias entre governo, doadores e ONGs. Consequentemente, o trabalho com a aids tornou-se uma ilha de modernidade em um país onde os conservadores haviam recuado, porém não desaparecido, e a ajuda das agências internacionais começava a diminuir. O isolamento do programa prejudicaria a sustentabilidade política e econômica do complexo processo em que ativistas, profissionais da saúde pública e organizações internacionais aprenderam a superar diferenças e a trabalhar juntos (Cueto & Lopes, 2021).

Contudo, a partir de 1996, e durante alguns anos, a coligação antiaids brasileira de ativistas, sanitaristas e funcionários teve um esplendor inusitado, provocando uma mudança na disparidade Norte-Sul, no tocante à luta contra a aids, que antes invisibilizava as iniciativas dos países em desenvolvimento. Esses são os temas centrais do capítulo seguinte.

# 2

# GLOBALIZANDO A SAÚDE BRASILEIRA E
# ABRASILEIRANDO A SAÚDE GLOBAL, 1996-2007

Em julho de 1996, o anúncio de terapias com combinação de medicamentos que reduziriam o HIV a níveis indetectáveis abalou a XI Conferência Internacional de Aids, em Vancouver. Uma nova esperança estava sintetizada em duas siglas: ARVs e Tratamento Antirretroviral de Elevada Eficácia (HAART, na sigla em inglês). Embora os ARVs não eliminem por completo o HIV do organismo, impedem a multiplicação do vírus e o enfraquecimento do sistema imunológico. A sigla HAART – um termo menos usado hoje – representava uma terapia constituída pela associação de dois ou mais ARVs capazes de impedir a multiplicação do HIV em diferentes estágios de seu ciclo de vida, mostrando eficácia na redução da carga viral a níveis indetectáveis e fazendo com que a pessoa portadora do HIV não desenvolva a aids.

Mais de cem brasileiros na plateia do evento em Vancouver tinham algum conhecimento sobre a potência desses medicamentos desde os testes realizados em seu país; no entanto, preocupavam-se com o preço elevado, superior a 12 mil dólares anuais por pessoa. Agências internacionais rejeitaram o HAART nos países em desenvolvimento, com o argumento de se tratar de uma intervenção despropositada em termos econômicos, devido à relação custo-benefício desfavorável. Os brasileiros discordaram e protagonizaram um protesto na área de exibição farmacêutica da conferência, exigindo preços mais baixos. Em paralelo, Lair Guerra de Macedo negociava, no mesmo evento, a redução de preços de ARVs com as empresas farmacêuticas e, posteriormente, retornava a Brasília com as mais diversas amostras. De volta do Canadá, os ativistas brasileiros demandaram os ARVs de governos municipais, estaduais e federal. Tais acontecimentos denotavam o ajuste entre negociação e contestação que viria a se tornar uma característica do Programa de Aids no Brasil, posteriormente disseminada, em todo o globo, pelas parcerias com ativistas de distintos países.

A conjunção brasileira era a síntese de uma questão-chave: os ARVs que podem salvar vidas são mercadorias ou bens públicos? Houve três reações convergentes acerca da pergunta. Primeiramente, ativistas e governos progressistas de países em desenvolvimento exigiam mudanças nas leis de patentes que mantinham os preços elevados. Em segundo lugar, governos e empresas farmacêuticas de países desenvolvidos argumentavam que as patentes sustentavam a inovação científica, mas buscaram acordos de doações e reduções de preços a fim de adiar conflitos. Finalmente, doadores e agências da ONU oscilavam entre promover unicamente a prevenção e associá-la à distribuição de ARVs. Essas reações envolviam batalhas socio-médicas, negociações complexas e um raro acontecimento na história da medicina: uma mudança foi desencadeada por um país de renda média, considerado periférico na saúde internacional – o Brasil.

Os brasileiros tiveram participação ativa no debate mundial e nas inovações em saúde pública, incentivando mais tolerância em relação à diversidade sexual, promovendo a prevenção para toda a população e criando legislações e práticas médicas visando à proteção dos doentes, não apenas concentradas em proteger os saudáveis, haja vista epidemias anteriores. Para os ativistas da saúde, a aids seria excepcional por legitimar as identidades sexuais e por ajudar a combater o estigma social, denunciar os preços exorbitantes de medicamentos e reduzir as assimetrias globais de poder (Smith & Whiteside, 2010). Segundo Allan M. Brandt, um eminente historiador da medicina, significou um momento-chave para a história internacional da saúde. Por intermédio da aids, foram criadas as bases para o surgimento da saúde global como um campo de pensamento e prática, no qual despontaram novos agentes, como ativistas, e novos doadores; eles promoveram a ideia de que a saúde pública era uma tarefa de diferentes atores e de todos os países do mundo, ricos e pobres (Brandt, 2013).

O objetivo deste capítulo é analisar quais foram os desdobramentos dessas dinâmicas entre 1996 e 2007. Durante esse período, ideias, instituições e políticas brasileiras ocuparam o palco central da saúde global.

## DUAS LEIS, DUAS VISÕES

No ano do anúncio das terapias com medicamentos, em Vancouver, o Brasil detinha duas conflitantes legislações vinculadas ao controle da aids. A primeira, a lei n. 9.279, de 14 de maio de 1996, promovida pelo Executivo, facilitava o reconhecimento de patentes estrangeiras e dificultava a produção local, bem como a importação de medicamentos genéricos. Essa lei reconhecia imediatamente as patentes de remédios em um mecanismo chamado *pipeline*, ou seja, consistia em um reconhecimento retroativo. A segunda era a lei n. 9.313, de 13 de novembro de 1996, defendida pelo

Congresso, que determinava acesso gratuito aos ARVs. Para compreender a primeira lei, é preciso resumir a história da legislação sobre propriedade intelectual.

O Escritório Internacional Unificado pela Proteção da Propriedade Intelectual (BIRPI, na sigla em francês), circunscrito à Europa desde o final do século XIX, procurou padronizar antigos registros de patentes e modelos industriais de proprietários. Em 1947, o BIRPI, convertido em Acordo Geral de Tarifas e Comércio (GATT, na sigla em inglês), foi reconhecido pela ONU como uma agência autônoma. Anos depois, a Organização Mundial de Propriedade Intelectual (Ompi), criada em Genebra, em 1970, regulamentou e promoveu a proteção de patentes não somente em inovações industriais e maquinarias, mas em produtos que até então não tinham essa proteção, como todo tipo de têxteis, produtos alimentícios, gravações musicais e filmes. Entretanto, essas organizações tinham pouco poder, porque suas resoluções não eram obrigatórias e a aplicação fora de países industrializados era praticamente inexistente. Assim, um novo processo, incentivado por governos neoliberais, ocorreu em meados da década de 1980 e resultou no Acordo sobre Aspectos dos Direitos de Propriedade Intelectual Relacionados ao Comércio (TRIPS, na sigla em inglês), sancionado ao final da Rodada Uruguai do GATT, em 1990. Quatro anos depois, a Organização Mundial do Comércio (OMC) substituiria o GATT como uma instituição intergovernamental, não vinculada à ONU, sediada em Genebra, que produzia decisões compulsórias e era hegemonizada por países industrializados.

Oficialmente, a mais alta entidade decisória dessa agência era uma conferência de ministros das finanças reunidos a cada dois anos. Os objetivos do TRIPS e da OMC eram desregulamentar os investimentos e expandir o comércio exterior, considerando medicamentos como produtos globais, com proprietários que deveriam obter lucros em qualquer lugar do mundo. Os países em desenvolvimento precisariam adaptar suas leis de propriedade intelectual de acordo com as regulamentações do TRIPS – de caráter universal até 2005 –, protegendo patentes por um período de vinte anos, ou enfrentar sanções caso descumprissem o acordo. Para esses países, tratava-se de uma mudança significativa, uma vez que previamente era quase inexistente a proteção a produtos farmacêuticos. Os países poderiam solicitar, em caráter oficial, exceções das patentes em caso de emergência sanitária, porém não estava claro como empregar a flexibilidade do TRIPS.

Esses acordos e essas instituições coexistiram com a prática dos EUA de priorizar o protecionismo unilateral de suas patentes e promover retaliações comerciais, o que, para muitos, desvendava o sistema internacional de comércio. A lei mercantil norte-americana daquele momento estipulava penalidades às nações com atividades comerciais ditas desleais por não consultarem a OMC. Essa dualidade dos EUA –

reconhecer as leis internacionais e/ou as próprias leis de acordo com a sua conveniência – gerou uma situação complexa para o Brasil. Desde meados da década de 1980, as administrações estadunidenses queixavam-se das práticas do Brasil contra patentes, direitos autorais e marcas registradas estrangeiras e ameaçavam criar sanções ao país sul-americano. O GATT e a OMC tentaram intervir; só se chegou a uma solução efetiva para o impasse no início da década de 1990, quando o presidente Itamar Franco (1992-1995) aprovou um projeto de lei, enviado ao Congresso, para evitar que o Brasil fosse incluído na temida Lista de Observação de Prioridade dos EUA por sua relutância em proteger patentes. O projeto de Franco foi a base da lei n. 9.279/96. Al Gore, vice-presidente no governo Bill Clinton (1993-2001), visitou o Brasil em março de 1994, quando a lei estava em discussão, e afirmou que a propriedade intelectual norte-americana deveria ser respeitada. No entanto, a aprovação foi feita em 1996, quando Fernando Henrique Cardoso – líder do PSDB –, tendo iniciado seu mandato como presidente um ano antes, defendeu a lei que tornou o Brasil parte do TRIPS. Ele suplantou a oposição do ex-presidente José Sarney, então presidente do Senado e líder do PMDB, que temia um aumento nos preços dos medicamentos; contudo, a lei tinha algumas ressalvas. Embora criasse exclusividade na comercialização de certos produtos, contava com uma cláusula que estipulava que se o detentor da patente não fabricasse o produto patenteado no Brasil no intervalo de três anos após o registro, o governo poderia autorizar a fabricação por outra empresa – o chamado licenciamento compulsório – ou importar o produto do país produtor – a chamada importação paralela (Salomon, 1995). Por um lado, portanto, a lei n. 9.279/96 claramente reiterava o espírito neoliberal do TRIPS. Por outro, também abria possibilidades para a fabricação local de medicamentos, fato que beneficiava a produção de alguns ARVs.

Ao aprovar a lei antes do prazo legal – como se sabia, o Brasil poderia fazê-lo até 2005 –, Cardoso esperava que o país sustentasse seu poder como uma potência de renda média em ascensão no novo contexto mundial neoliberal, reforçasse sua demanda histórica por um assento permanente no Conselho de Segurança em expansão – Índia, Alemanha e Japão também pleiteavam um assento – e desenvolvesse a economia. Também esperava que a lei atraísse bancos estrangeiros interessados em emprestar dinheiro para o Brasil e investidores internacionais para apostar no país, onde poderiam encontrar estruturas jurídicas amigáveis que protegessem as patentes criadas no exterior. Além disso, para Cardoso, tratava-se de uma oportunidade para o Brasil abandonar para sempre as estratégias de crescimento da industrialização orientadas pela substituição de importações, conforme governos anteriores preconizavam – e que ele havia defendido no passado. Ele achava que estratégias com alvo em uma industrialização voltada para o mercado interno, dependente de políticas governamentais que protegessem artificialmente a indústria nacional de competidores internacionais, eram erradas. A lei faria as empresas farmacêuticas nacionais tornarem-se mais competitivas internacionalmente (Sallum Júnior, 1999).

As ideias de Cardoso sobre o desenvolvimento do Brasil foram influenciadas tanto por economistas norte-americanos como por especialistas em América Latina que trabalharam no governo Clinton, os quais acreditavam no crescimento dos mercados globais como oportunidades para a circulação dos produtos norte-americanos. Consideravam, ainda, que definir esses mercados como instáveis seria equivocado, já que o aumento da concorrência global atenuaria a pobreza nos menos desenvolvidos e beneficiaria todos. Opunham-se aos políticos *isolacionistas* dos EUA que temiam, com a globalização, a migração da indústria norte-americana para países de salários baixos. Reconheciam, dessa maneira, que o comércio era a principal ferramenta da diplomacia dos EUA. Apesar das políticas de Cardoso e de sua proximidade com Clinton, o Brasil descobriria, mais tarde, que a administração estadunidense postergaria a abertura de seus mercados para investidores estrangeiros. Felizmente, o Brasil não estava completamente dependente desses investimentos, em virtude de seu enorme mercado doméstico de bens produzidos localmente e de suas exportações para a América Latina. Ademais, desde 1991 o Brasil exercia um papel de liderança no bloco de livre comércio regional da América do Sul – conhecido como Mercado Comum do Sul (Mercosul), formado por Argentina, Brasil, Paraguai e Uruguai –, que tinha por meta criar um mercado econômico independente para toda a América Latina.

A lei e os objetivos de Cardoso não foram os únicos marcos jurídicos de 1996. Em direção praticamente oposta, havia uma segunda lei referente à distribuição gratuita e universal de ARVs, promovida no Congresso por Sarney (Ulhôa, 1996). Figuras icônicas apoiavam a distribuição da medicação; naquele ano, Betinho declarou que estava tomando os novos medicamentos, mas sentia-se constrangido, pois pouquíssimas pessoas podiam comprar os ARVs. Assim, a lei deveria ser compreendida também no contexto das tentativas de reeleição por parte de Cardoso. Desde 1995, Cardoso almejava uma emenda constitucional pelo Congresso que permitisse sua reeleição como presidente por um segundo mandato, o que se efetivou em junho de 1997 (Bethel & Nicolau, 2014). A tentativa não foi fácil, pois Sarney era adversário político de Cardoso. Em 1995 e em grande parte de 1996, o ex-presidente sustentou sua candidatura às eleições presidenciais de 1998. Mesmo que Sarney concordasse com a necessidade de políticas econômicas neoliberais, ele considerava o neoliberalismo de Cardoso muito severo, exagerado no intento de privatização de todas as empresas públicas e insuficiente em termos de programas de bem-estar social para os pobres. Logo, a proposta de lei de Sarney, realizada em julho de 1996, pelo acesso gratuito aos medicamentos antiaids tinha como propósito demonstrar que ele se importava com as minorias. No entanto, as ambições presidenciais dele sofreram um revés com as eleições de outubro de 1996, quando o seu partido político foi derrotado em diversas cidades.

Ainda, a Câmara dos Deputados aprovou o projeto de lei da aids com um decreto, específico para o SUS, para financiamento dos medicamentos. Quando a lei retornou ao Senado para confirmação, obteve apoio total da esquerda. Cardoso não gostava do projeto porque sentia uma coalizão de centro-esquerda no Congresso impor um ônus ao orçamento do SUS (Loyo, 2002). Diante disso, os ministros da Fazenda e do Planejamento recomendaram ao presidente brasileiro que vetasse o projeto e, em vez disso, determinasse tratamento preferencial a pacientes pobres. Ao tomar conhecimento da possível oposição da ala executiva, Sarney ameaçou rejeitar a tentativa de Cardoso de privatizar a empresa pública de telecomunicações, um grande objetivo do presidente. O ministro da Saúde, Adib Jatene, intercedeu ao argumentar que o SUS já estava distribuindo ARVs e aconselhou o presidente a não recorrer ao veto, pois isso complicaria sua reeleição. Posteriormente, o apoio à lei foi fundamental para a reeleição de Cardoso e para a melhoria de seu relacionamento com os deputados. O diálogo com a oposição era mais importante porque o PSDB não obteve grandes vitórias nas eleições de outubro de 1996. Finalmente, Cardoso assinou a lei n. 9.313, apresentada pelo Congresso em dezembro de 1996, conhecida como Lei Sarney; em maio de 1997, o Senado aprovou uma emenda constitucional que assegurava ao presidente dois mandatos consecutivos.

Contudo, a lei foi aprovada quando havia pouca infraestrutura para um programa de tratamento. Não havia disponibilidade de equipes especializadas nem equipamentos de testagem necessários para monitorar o uso clínico em terapias combinadas.

## PEDRO CHEQUER E JOSÉ SERRA: UMA NOVA LIDERANÇA

Um novo líder do Programa de Aids, Pedro Chequer, ajudou a homologar e construir a infraestrutura para a Lei Sarney. Chequer substituiu Lair Guerra de Macedo em agosto de 1996, depois de um lamentável acidente automobilístico, em Recife, que a afastou por motivos de saúde. Antes disso, Chequer era a segunda pessoa no comando, depois de Guerra, conhecido como um eficiente gestor de saúde com empenho humanitário (Rodrigues & Chequer, 1989). Ele era um dermatologista com mestrado em epidemiologia pela Universidade da Califórnia, em Berkeley, nos

EUA. Sua indicação representava um melhor relacionamento entre o programa e as ONGs, cujos membros – como Chequer – também estavam associados a partidos políticos de esquerda. Em diversas ocasiões, demonstrou atender às reivindicações das ONGs e fortalecer as parcerias com organizações internacionais, algumas vezes contra o governo federal, os municípios ou o judiciário. Isso resultou em distribuição de mais preservativos, boletins epidemiológicos regulares e estatísticas mais realistas, embora Chequer estimasse que 30% dos casos de HIV nunca fossem reportados para as clínicas. Houve também o aumento no número de pessoas que recebiam ARVs, a construção de mais de trinta laboratórios e centros de saúde municipais para testagem de HIV e a implementação de um sistema de monitoramento de aids em hospitais. As informações coletadas nesses locais eram fundamentais para planejar o número e o tipo de ARVs necessários no futuro (Biancarelli, 1996).

Outra melhoria dizia respeito ao fato de as pessoas testadas receberem informações sobre aids e discriminação. Indivíduos vivendo com aids, a partir de 1997, passaram a portar um cartão magnético com dados clínicos pessoais e informações sobre os medicamentos que tomavam, as quais ficavam registradas em um banco de dados nacional. Alguns ativistas pediam o boicote a esses cartões, temendo invasão de privacidade porque os dados poderiam ser usados indevidamente por seguradoras. Chequer explicou que o teste era parte de um conceito mais amplo de cidadania, em que os direitos acompanhavam as obrigações. Esclareceu também que os cartões eram necessários para rastrear a intolerância aos medicamentos, bem como a adesão à medicação, e assegurou a confidencialidade nos CTA. Com isso, ao final da década de 1990, havia mais de 140 CTA em todo o Brasil (Chequer, 1997). Essas melhorias sugerem uma redução do estigma e da discriminação que marcaram o início da epidemia e procuravam mitigar a hesitação e o medo relacionados à testagem, à revelação de resultados aos familiares, amigos e parceiros ou colegas de trabalho, buscando reduzir a discriminação profissional relacionada aos soropositivos.

É importante descrever o trabalho de prevenção, sobretudo devido ao seu escopo e à associação com o tratamento, tornando-o um antecessor do que, em 2006, viria a ser consenso global: o Tratamento como Prevenção (TcP). Como um embrião do TcP, a prevenção brasileira foi além da proteção individual, pois passou a envolver público, parceiros e familiares em campanhas educacionais massivas, aumentou o volume de testes e tratamentos e forneceu ferramentas para os ativistas. Havia ainda uma implicação prática: se uma quantidade suficiente de pessoas vivendo com HIV fosse diagnosticada e tratada com êxito, ocorreria uma redução na quantidade de vírus a circular na comunidade. As propagandas sobre prevenção incluíam cartazes coloridos para diminuir o temor, com os dizeres "A aids tem remédio", farta distribuição de preservativos e planos de troca de seringas para usuários de drogas. Essa última medida confrontou os conservadores, segundo os quais o programa brasileiro promovia o uso de drogas ilícitas, e a administração Clinton que, apesar dos debates internos, decidiu não apoiar os planos de troca de agulhas. A prevenção no Brasil alcançou até as pessoas privadas de liberdade; proporcionalmente, havia muito mais casos de aids nas prisões do que entre a população em geral. Esse trabalho envolvia o treinamento de agentes, policiais, funcionários, profissionais da saúde e familiares de indivíduos encarcerados.

A prevenção na Amazônia rural distinguiu-se. Um Plano de Combate à Aids entre as Populações Indígenas contava com agentes de saúde e professores que adaptavam a linguagem médica às crenças e práticas sexuais locais. Um programa de rádio destinado às áreas rurais empregava expressões regionais, como *goma* – para preservativos –, *pereba* – ferida na pele – e *bichinho* – um vírus – no Nordeste. Uma das atrações apresentava: "A morena boca-de-ouro Rica Maria que vai falar muito corretamente sobre a melhor brincadeira que a gente conhece: o sexo. E também sobre a pior doença que há: a Aids". Ela também refutava o senso comum de "que a camisinha atrapalha a sensação (...) que a camisinha tá muito cara, que não achou pra comprar", condenava comportamentos de risco e fazia recomendações: "O sujeito toma uma pá de cachacinha e aí vira homem descarado (...) Mas ouve aqui, meu amigo (...) Use a camisinha pra evitar a aids (...) Fique esperto" (Conheça..., 1997). O uso embrionário do TcP no Brasil também significava uma colaboração com instituições que normalmente não se envolviam em programas de saúde sexual – por exemplo, o Exército, a Aeronáutica e a Marinha, que conclamaram soldados e jovens recrutas a participar de testes, pesquisas sobre ISTs e programas educacionais. A prevenção também abrangia executivos e funcionários de empresas; para isso, eram utilizados panfletos do MS para lembrar a possibilidade de os funcionários adoecerem e morrerem, bem como os prejuízos econômicos que a aids podia causar na economia das empresas.

Essas atividades moldaram uma compreensão brasileira sobre custo-benefício distinta daquela apresentada no relatório do BM, *Investindo em Saúde*, de 1993. Segundo o banco, era preciso evitar intervenções em saúde consideradas dispendiosas para os países em desenvolvimento, como o tratamento de HIV, pois isso ajudava a preservar os orçamentos dos ministérios da Saúde e colaborava para o crescimento econômico. Para o banco, a prevenção seria mais barata e ajudaria a controlar a doença. Acompanhado de profissionais trabalhando para enfrentar a aids em outros países, Chequer considerava imoral a impossibilidade de uso dos ARVs devido ao seu alto custo. Para ele, esses fármacos ajudavam na prevenção, uma vez que reduziam a carga viral dos portadores e as chances de infectar outros indivíduos. Além disso, o custo dos medicamentos para um indivíduo não deveria ser confundido com o custo para o governo, porque esse contava com grandes escalas e produção interna de genéricos, que custavam 45% a menos do que os remédios de marca. Ele precisou enfrentar alguns professores e pesquisadores brasileiros e estrangeiros, aliados das farmacêuticas, convencidos de que os genéricos configurariam um desperdício de dinheiro por serem tóxicos e demonstrarem baixos padrões de qualidade. Chequer defendia a segurança e eficácia dos medicamentos genéricos e achava que o tratamento protegia o orçamento total do MS, pois as hospitalizações e o quadro de doenças oportunistas, como a tuberculose, foram evitados. A implementação dos remédios ajudou também no crescimento econômico, em decorrência da queda na mortalidade e do aumento no número de anos de trabalho produtivo entre os jovens.

Chequer revolucionou uma ideia que era cara ao banco, resumida no acrônimo DALYs, que media os anos perdidos para a doença, a invalidez ou a morte prematura em uma determinada população. Ele ressaltou que após os primeiros anos de uso de ARVs no Brasil, houve um marcado declínio na mortalidade por aids nas cidades de São Paulo e Rio de Janeiro e, dessa forma, os medicamentos contribuíram para melhores indicadores DALYs no Brasil. A inovadora visão de Chequer sobre custo-benefício não era compartilhada por todos os representantes do governo. Alguns endossavam a definição atribuída pelo banco ao termo, achavam que era cedo demais para medir o impacto de medicamentos e arriscado empregar financiamento público em ARVs. O ministro da Saúde, Carlos Albuquerque, declarou que seria injusto obrigar o governo a gastar tanto dinheiro com a aids, pois a doença afetava apenas alguns milhares de pessoas. Chequer evitou um confronto direto com Albuquerque, seu chefe, porém incentivou ONGs a comemorarem o Dia Mundial de Luta Contra a Aids, em 1997, com um "megaprotesto" contra a ameaça do governo de reduzir a alocação de dinheiro para ARVs (Martins, 1997a). Ao final de 1997 e no início de 1998, Chequer lapidou sua lógica acerca do custo-benefício; ele argumentava que um portador de HIV em tratamento medicamentoso custava cerca de 10 mil reais por ano, no mínimo 50% menos do que o custo do tratamento clínico necessário caso ele adoecesse com aids. Consequentemente, sem os ARVs – 500 milhões de reais foram destinados a eles em 1997 –, o governo teria gastado 2 bilhões de reais para atender as pessoas vivendo com aids (Martins, 1997b). Embora fosse difícil confirmar esses números contrafactuais, tal raciocínio foi posteriormente apoiado por José Serra, o novo ministro da Saúde nomeado no início de 1998, que levou as políticas brasileiras à seara internacional.

Em outubro de 1998, Cardoso venceu a eleição para o segundo mandato no primeiro turno, derrotando seu rival mais próximo, Luiz Inácio Lula da Silva, do PT. O PSDB e seus aliados venceram os governos em 14 dos 27 estados, a maioria dos assentos na Câmara dos Deputados e um terço do Senado. Entretanto, o PT, que condenava o neoliberalismo econômico, obteve vitórias importantes, garantindo espaço para negociar a manutenção dos programas sociais em funcionamento. Nesse cenário, Serra tornou-se ministro da Saúde; ele era economista, amigo de longa data de Cardoso, e tinha experiência no parlamento, pois cumpriu dois mandatos de quatro anos, entre 1986 e 1994, como deputado federal, e no governo como ex-ministro do Planejamento, Orçamento e Gestão. Um jornal previu as intenções políticas de Serra, uma vez que o MS poderia servir de trampolim para sua candidatura à presidência em 2002. Serra apoiava as medidas econômicas de Cardoso, porém questionava, intimamente, a privatização de algumas empresas públicas e vislumbrava um maior papel desenvolvimentista para o Estado. A atuação destacada de Serra com a aids foi resultante de um processo de aprendizagem com a prática (Serra, 2002, 2004). Em princípio, a doença não era sua prioridade, uma vez que havia um surto de dengue e malária na ocasião. Seu interesse provavelmente teve início em sua preocupação com a eficiência e transparência, visto que, no passado recente, um dos ministros da Saúde de Collor esteve envolvido em um escândalo de corrupção. Serra criou um endereço eletrônico para que os hospitais públicos divulgassem os preços dos medicamentos comprados, permitindo que os gestores comparassem os preços dos produtos e apoiassem projetos de lei no Congresso, e aumentou a punição por crimes nos casos de uso indevido de fundos destinados à saúde, adulteração de medicamentos e regulamentação precária dos planos de saúde privados. Suas iniciativas eram sustentadas por uma cúpula multipartidária informal sobre saúde no Congresso, ligada às ONGs, aos partidos progressistas e aos sanitaristas (Paulo Marchiori Buss, entrevista em 8 ago. 2018). Outro indício prematuro de seu futuro interesse em aids foi a aprovação, por ele, de um documento vinculado a apoiadores de saúde sexual e reprodutiva, o Padrão Técnico de Prevenção e Tratamento de Doenças Derivadas de Violência Sexual, que tinha por objetivo reduzir a mortalidade materna.

Após algumas semanas no cargo, Serra concentrou-se na aids, impactado pelo trabalho de Chequer, em resposta à transação do segundo acordo com o BM por 300 milhões de dólares, dos quais 165 seriam fornecidos pelo banco como empréstimo, abrangendo o período entre 1998 e 2002. A negociação envolvia um papel mais significativo para as ONGs em conselhos municipais e estaduais, a fim de assegurar o *controle social*, e o ministério tinha de organizar uma concorrência aberta para selecionar as 150 melhores propostas de ONGs. Serra aprimorou as atividades de prevenção e tratamento do programa recrutando policiais, professores, astros de novela, caminhoneiros, usuários de drogas e homens e mulheres profissionais do sexo, tornando a oferta de ARVs obrigatória para seguradoras de saúde particulares e intensificando a produção de genéricos. Com esse estímulo, farmacêuticas públicas e privadas nacionais, sobretudo o Instituto de Tecnologia em Fármacos da Fundação Oswaldo Cruz (Farmanguinhos/Fiocruz) e o Laboratório Farmacêutico do Estado de Pernambuco (Lafepe), beneficiadas por incentivos governamentais, produziam ARVs. Os resultados foram sentidos nos anos seguintes; em junho de 1998, por exemplo, 58 mil brasileiros haviam aderido ao HAART e o custo dos ARVs era cerca de um terço do preço praticado nos EUA. Entre 1996 e 2000, observou-se uma redução significativa na taxa de mortalidade por aids e na transmissão vertical – de mãe para filho – e os índices de sobrevivência à aids aumentaram drasticamente. Seguindo os passos de Chequer, graças ao programa antiaids, Serra promovia as terapias realizadas, até então, em onerosos tratamentos hospitalares. Ele ressaltava que o Brasil tinha baixa taxa de prevalência na época, menos de 1% da população, um indicador extraordinário. Porém, nem Serra e tampouco Chequer policiaram-se em um assunto importante. Segundo os ativistas, a política centrada somente na redução de preços levaria o programa de distribuição de remédios contra o HIV a uma situação de insolvência; o governo precisava iniciar a produção nacional dos medicamentos e ser radical na quebra de patentes. O ministro nunca implementou essas propostas.

Serra tinha consciência de que sua política adquiria uma dimensão internacional e questionava as táticas agressivas das farmacêuticas transnacionais, como marcar presença em conferências sobre aids, realizar doações seletivas e cortejar ONGs. Essas empresas nunca perderam o interesse no Brasil, apesar de a maioria dos potenciais compradores de remédios consistir em países ricos, pois o país sul-americano era o maior mercado latino de medicamentos e contava com uma classe média disposta a pagar por ARVs. Serra também enfrentava o governo norte-americano, o qual acusava o Brasil de usar a aids para justificar seu próprio protecionismo. Ele tinha ciência de que farmacêuticas transnacionais viam as imitações de medicamentos como atos de pirataria que desafiavam a OMC e valiam como exemplo negativo para outras nações em desenvolvimento – ainda que a produção brasileira fosse legal – na fabricação de medicamentos genéricos com patentes expiradas. Por tudo isso, Serra decidiu que tinha de realizar uma campanha na arena internacional.

## O abrasileiramento da saúde global

Em julho de 1998, poucos meses após a indicação de Serra, Ruth Cardoso, esposa do presidente e líder de programas sociais do governo, foi oradora convidada na XII Conferência Internacional de Aids, em Genebra, na Suíça; ela afirmou que a aids deveria ser prioridade no mundo inteiro. Como indicativo do papel global que o país vinha assumindo, os organizadores do encontro convidaram-na a ser embaixadora mundial da aids, porém ela recusou, alegando que não poderia competir com seu compatriota – o astro do futebol Ronaldo Nazário de Lima, eleito no ano anterior o melhor jogador do mundo pela FIFA, o qual já era o embaixador. Na conferência, o ministro distribuiu três mil cópias de um panfleto que comemorava o PN-DST/aids como uma iniciativa do governo e da sociedade civil, parceria incomum à época. O material incluía um prefácio de Piot que enaltecia a coragem política das autoridades brasileiras (Brasil, 1998). Os palestrantes do Brasil no evento apoiavam a necessidade de implementar o tratamento e a prevenção juntos, ao contrário da maioria dos oradores, que consideravam somente a prevenção como esteio da luta contra a aids nos países em desenvolvimento.

Durante a segunda metade da década de 1990, brasileiros atuantes na área médica, diplomatas e ativistas participaram e organizaram outros encontros internacionais, como o Simpósio sobre a Epidemia de HIV/aids/DST na América Latina e no Caribe, em 1998, sediado no Rio de Janeiro. Eles discutiram sobre o acesso aos medicamentos e sobre a advertência às farmacêuticas por darem atenção demais a remédios indicados para obesidade, calvície e impotência, enquanto ignoravam as necessidades de medicamentos para os pobres. Esses encontros eram uma experiência de aprendizagem em defesa e compra de medicamentos, de disseminação dos conceitos emergentes, como o do TcP, e de reeducação de mães infectadas quanto à interrupção do aleitamento materno na nutrição infantil – contradizendo as campanhas tradicionais promovidas pelos defensores da Atenção Primária à Saúde (APS) sobre aleitamento, uma vez que o HIV poderia ser transmitido pelo leite materno. As reuniões também eram cruciais para a construção do ativismo transnacional, com ênfase no conhecimento e nas práticas desde a base, em que ativistas de diferentes países descobriram que vinham trabalhando simultaneamente com abordagens similares (Chan, 2015). O ativismo internacional também salientava uma tragédia global: em 1997, dois terços das pessoas vivendo com HIV/aids estavam localizadas na África subsaariana. Adicionando as Américas do Sul e Central, bem como o Sul e o Sudeste da Ásia, a porcentagem subia para 90%; mais de 90% das pessoas vivendo com HIV/aids nessas regiões não tinham acesso às terapias com ARVs (Forsythe, 1998). ONGs globais, como o movimento de origem europeia Ação Global dos Povos, de oposição à OMC, e a norte-americana Citizens Trade Campaign, catalisaram as críticas à liberalização do comércio. Para elas, tratava-se de uma instituição antidemocrática com regras escritas por e para corporações, penalizando as nações pobres, com pouco zelo pela saúde pública e pelos direitos trabalhistas.

O marco dessa rede foi a sua reação ao ocorrido no pós-*Apartheid*, na África do Sul – país com a mais rápida disseminação da epidemia no mundo –, durante o governo de Nelson Mandela (1994-1999). Em 1997, o parlamento sul-africano aprovou uma emenda ao decreto de controle de medicamentos e substâncias relacionadas, permitindo a importação de medicamentos genéricos mais baratos e autorizando as farmacêuticas locais a produzirem genéricos. A emenda foi fundamental para o novo governo na tentativa de transformar um sistema de saúde que fornecia tratamento de alta qualidade aos brancos e, ao mesmo tempo, obrigava a maioria dos negros e pobres a usar hospitais públicos desprovidos de pessoal ou recorrer a curandeiros. A decisão foi apoiada por ativistas sul-africanos que fundaram o Treatment Action Campaign (TAC), com líderes carismáticos como Zackie Achmat, um ex-trotskista e militante do Congresso Nacional Africano (ANC, na sigla em inglês). No início de 1998, uma coalizão de farmacêuticas transnacionais, reunidas em torno da Pharmaceutical Research and Manufacturers of America (PhRMA), processou o governo sob alegações de violação da legislação internacional. Pouco depois, o governo Clinton incluiu a África do Sul na Lista de Observação de Prioridade dos EUA para sanções comerciais unilaterais; o vice-presidente Gore, junto com representantes do Departamento de Estado, do Departamento de Comércio e do Escritório de Patentes e Marcas dos EUA, tentou fazer com que a África do Sul atrasasse a implementação de seu decreto. Ativistas norte-americanos protestaram, em junho de 1999, na cerimônia em que Gore lançou sua candidatura presidencial, acusando-o de receber vultosas doações de grandes corporações farmacêuticas e de possuir vínculo com Anthony Podesta, irmão do chefe de gabinete da Casa Branca, John Podesta, lobista da PhRMA.

À época e, posteriormente, durante sua campanha em 2000, ambos os democratas fizeram declarações confusas sobre o direito das nações pobres ao uso de genéricos. O presidente Clinton afirmou que toleraria a provável licença compulsória da Tailândia em medicamentos para HIV/aids, porém carecia de uma clara política global antiaids, com fornecimento insuficiente de fundos para agências multilaterais. Um editorial do *The New York Times* condenou a administração dos EUA pelo confronto com a África do Sul e ressaltou que medicamentos de marca não eram resultado de investimentos privados, mas de pesquisas subsidiadas por fundos públicos, e que uma quantidade imensa de dinheiro era gasta com propaganda. Por exemplo, em 2000, a GlaxoSmithKline (GSK) desembolsou 37,2% de seu orçamento com *marketing* e custos administrativos, enquanto gastava apenas 13,9% em pesquisas, e a Bristol Myers Squibb despendeu 30,4% de seu orçamento, no mesmo ano, com propaganda, *marketing* e administração e apenas 10,6% em pesquisas (Drugs..., 1999). Ao final da década de 1990, a resistência a essas empresas tornou-se evidente. Em 1998, o Senegal foi o primeiro país da África subsaariana a criar um programa de distribuição pública de ARVs predominantemente baseado em genéricos. No mesmo ano, Uganda e

Costa do Marfim, com a ajuda do UNAIDS, seguiram o mesmo caminho. Suas decisões surgiram de uma consulta científica em Dacar, capital senegalesa, em setembro de 1997, e definiram protocolos terapêuticos para os ARVs; a Conferência sobre Aids & DSTs na África, em dezembro de 1997, na cidade de Abidjan, na Costa do Marfim, estabeleceu um comprometimento político de combate à doença (Coulaud, 1997). Em 1999, a Tailândia, que adiou a adesão ao TRIPS para 2005, conforme estipulado pela OMC, produziu ARVs genéricos de baixo custo. Outros países estavam prontos para seguir a mesma linha e acreditavam que as empresas farmacêuticas não deveriam recuperar seus investimentos com o sofrimento dos países pobres.

Muitas dessas nações lidavam com empresas indianas de genéricos, como a Ranbaxy e a Chemical, Industrial and Pharmaceutical Laboratories (Cipla), empresa privada de Mumbai que fabricava um ciclo anual de três ARVs por cerca de 300 dólares, muito mais acessíveis se comparados aos medicamentos das empresas privadas de outros países. A Cipla beneficiou-se de uma lei indiana de 1972, que permitia reproduzir medicamentos apesar de estarem enquadrados em patente internacional, sob condição de o processo produtivo não ser igual. Para gerar cópias ou genéricos, os cientistas indianos dominaram a engenharia reversa, método capaz de identificar a composição de um medicamento e produzi-lo por um procedimento diferente daquele usado pelo proprietário original. A empresa indiana era liderada por um químico com título de PhD pela Universidade de Cambridge: Yusuf Hamied, que, em uma reunião da União Europeia (UE), fez uma oferta de suprimento de medicamentos para aids por menos de um décimo dos preços comerciais e anunciou sua disposição a favorecer agências multilaterais e ONGs internacionais, como os Médicos sem Fronteiras (MSF) – uma proposta que desconcertou os governantes de países industrializados.

Ativistas e governos progressistas de países em desenvolvimento procuraram reduzir os preços dos ARVs como a Cipla. Uma das formas de atingir esse objetivo foi a negociação entre empresas farmacêuticas privadas e esses governos para a compra de grandes quantidades a preços baixos (Parker, 2011). O presidente francês, Jacques Chirac, que venceu as eleições de 1995 após abandonar suas políticas econômicas neoliberais radicais anteriores, apoiou essas reduções e financiou projetos de tratamento na África francófona. Além disso, diversas empresas reduziram os preços dos ARVs e divulgaram sua participação em projetos-piloto do UNAIDS, como na Costa do Marfim, em Uganda, no Vietnã e no Chile, onde os ARVS eram oferecidos a 10% do preço comercial para ministérios da Saúde e ONGs locais. Nas doações e nos projetos-piloto, as empresas privadas solicitavam que o UNAIDS e as nações recebedoras controlassem a revenda de medicamentos a preços mais altos. Entretanto, a redução era desigual e, mesmo com valores reduzidos, os remédios ainda eram caros para as nações pobres e ninguém queria subsidiar o tratamento de aids na África ou em outros países em desenvolvimento. Para alguns, havia esperança de que os custos dos medicamentos para aids fossem determinados na III Conferência Ministerial da OMC, prevista para dezembro de 1999, em Seattle, nos EUA.

O confronto entre os protestos antiglobalização e a polícia, na ocasião da conferência, cancelou a reunião e inflamou ativistas antiaids de todo o mundo, intensificando o apelo por acesso universal aos ARVs. Por influência dos protestos em Seattle, as grandes farmacêuticas doaram medicamentos aos países pobres, o BM lançou o Multi-Country AIDS Program (MAP), na África, e o USAID ofereceu auxílio aos países africanos. Todavia, a benevolência não ficou livre de críticas; em agosto de 2000, a África do Sul, a Namíbia e outras nações africanas recusaram a oferta norte-americana de 1 bilhão de dólares em empréstimos. O principal motivo foi que tal ação implicaria a obrigatória aquisição de ARVs de marca (Swarns, 2000). Para os ativistas, tratava-se de uma tentativa de impedir a produção de genéricos e neutralizar governos progressistas, como o vigente no Brasil. Um relatório da Oxfam, veiculado com um título contundente – *Drug Companies vs. Brazil: the threat to public health* (em português, seria *Fabricantes de Medicamentos versus Brasil: a ameaça à saúde pública*) –, criticava as táticas questionáveis das farmacêuticas em países pobres, como atrasos nas negociações, limitações nas doações e apoio ao medicamento comercial contra o genérico (Oxfam, 2001). Em janeiro de 2001, um extenso artigo publicado na *The New York Times Magazine* pela periodista Tina Rosenberg enaltecia o Brasil e culpava as empresas multinacionais por manterem o preço dos ARVs fora do alcance da maioria da população mundial.

Para compreender a lógica das empresas privadas, é importante descrever um testemunho de 2000 feito pelo economista Harvey E. Bale Jr. no Comitê de Relações Internacionais dos EUA. Ele era o diretor-geral da International Federation of Pharmaceutical Manufacturers Associations (IFPMA) e havia trabalhado por 12 anos no Gabinete do Representante Comercial dos EUA, participando das Assembleias Mundiais da Saúde (Bale, 2000). Ele enfatizou as atividades filantrópicas da indústria e a parceria do setor com ONGs e agências desde o final da década de 1990. Além desses esforços, ele citou outras iniciativas de combate à transmissão vertical com desconto nos preços para AZT graças ao projeto Enhancing Care Initiative, da Merck – desenvolvido junto ao François-Xavier Bagnoud Center for Health and Human Rights, de Harvard, em países em desenvolvimento – e ao projeto da Bristol Myers Squibb concentrado em mulheres e crianças na África do Sul, em Botsuana, na Namíbia, no Lesoto e na então Suazilândia – cujo nome oficial foi alterado, em 2018, para Essuatíni. Bale também elogiou trabalhos anteriores, como o programa Merck 1987 contra a oncocercose na África e a participação da indústria na Aliança Global para Vacinas e Imunização (GAVI, na sigla em inglês), uma demonstração de que a caridade das empresas não era nova. O cerne da declaração de Bale era sua ideia de que a principal diretiva das farmacêuticas, a saber, a descoberta e o desenvolvimento de novas vacinas, medicamentos e tratamentos, era uma função que só poderia ser plenamente cumprida com total respeito aos direitos de propriedade intelectual. Ele explicou um princípio caro ao setor: as patentes forneciam um retorno sobre os investimentos realizados em pesquisas prévias e em produção de medicamentos e ajudavam no desenvolvimento de novos remédios. Isso correspondia à concepção de o preço dos medicamentos proteger as fabricantes do crescente custo de insumos necessários para fabricá-los. Os lucros e as patentes globais eram cruciais para os investimentos internacionais. Intervenções contraproducentes, como o licenciamento compulsório e as importações paralelas, destruíam essas práticas. Para Bale, o avanço da ciência no controle de doenças baseava-se no respeito à propriedade intelectual; o enfraquecimento das patentes diminuiria o ritmo da inovação e seria um retrocesso à ciência médica. Segundo essa ideia, as patentes sustentam o progresso da medicina.

Bale pensava que encarar as patentes como barreiras ao acesso a remédios em países em desenvolvimento estava errado. Na verdade, para ele, a culpa dos altos preços de medicamentos de marca era das tarifas de importação, do controle de preços e dos impostos dos disparatados; ele acusava as ditas imitações de remédios de serem inseguras e jamais equivalentes aos medicamentos originais. Além disso, segundo Bale, o preço dos medicamentos não era relevante; eles poderiam ser gratuitos e, a despeito disso, não ser utilizados apropriadamente, pois o tratamento correto implicava infraestrutura de saúde adequada e recursos humanos capacitados para entregar e monitorar complexos regimes medicamentosos. Bale insistia, ainda, que o tratamento inconsistente era danoso porque poderia provocar o desenvolvimento de cepas de HIV resistentes aos medicamentos, devido ao uso instável de remédios. Ele enfatizava problemas estruturais como corrupção, automedicação e analfabetismo, em países em desenvolvimento, como obstáculos à entrega de medicamentos e chegou a argumentar que a falta de alimentação adequada e de água potável era problemática para o tratamento de pessoas vivendo com aids. A conclusão a que chegava era: preços mais baixos de medicamentos patenteados não seriam suficientes para resolver a epidemia global e as farmacêuticas não deveriam pagar por problemas derivados da pobreza; afinal, elas não eram organizações humanitárias e precisavam gerar lucros. De acordo com Bale, o caminho seriam as parcerias público-privadas (PPPs) entre organizações, a ênfase em prevenção – não no tratamento – e o compromisso, nos países em desenvolvimento, com impostos mais baixos, combate à corrupção e suspensão dos investimentos militares para ser viável investir em saúde. As PPPs globais eram importantes, uma vez que pequenos mercados de medicamentos, em países pobres, tornavam-nos pouco atraentes para investimentos estrangeiros. Posteriormente, um representante sênior da USAID destacou outro motivo para o foco em prevenção, que se pode resumir na ideia *o tratamento rechaça a prevenção*; esse pensamento ia de encontro à lógica embrionária do TcP, apoiado por Chequer, Serra e ativistas.

Nos anos da declaração de Bale, consolidou-se um importante conceito: a responsabilidade social corporativa ou o envolvimento das empresas em causas sociais. Na virada do século XX, os CEOs das principais farmacêuticas compreenderam a necessidade de restaurar sua imagem, pois as empresas eram criticadas ao serem vistas como instituições interessadas somente no lucro. Havia uma má reputação permeando a cultura popular, em representações de diferentes naturezas. No filme *Missão Impossível II*, protagonizado por Tom Cruise, sucesso de bilheteria lançado em 2000, a trama envolve uma empresa farmacêutica privada que cria o vírus mortal Chimera para lucrar com o seu antídoto. No livro *O Jardineiro Fiel*, de autoria de John le Carré, publicado em 2001, a esposa de um diplomata britânico estabelecido no Quênia é assassinada após descobrir que, por trás de uma pesquisa de aids, uma empresa realizava experimentos antiéticos. As farmacêuticas decidiram investir em filantropia e saúde pública, extrapolando a declaração de Bale de não lidar com infraestrutura de países pobres. Tais atividades puseram em xeque uma das principais obrigações das chefias de corporações transnacionais: a maximização de lucros; também se fazia necessário, naquele momento, o trabalho humanitário.

A prática padrão na responsabilidade social corporativa ligada à aids implicava, em primeiro lugar, redução de preços de ARVs somente nos países menos desenvolvidos – categoria vaga, associada à África subsaariana. Em segundo, os destinatários se comprometeriam com a proteção à propriedade intelectual e colocariam um fim aos mercados ilegais de medicamentos. Em terceiro lugar, as empresas farmacêuticas estavam dispostas a conceder *licenças voluntárias*, porém de modo temporário, sem concessão indefinida de patentes, já que eram pilares de seus negócios. Em quarto, as negociações regionais pela compra em massa de ARVs precisavam ser evitadas. Finalmente, os países destinatários deveriam se livrar de regulamentações contra empresas farmacêuticas estrangeiras e de proteções à indústria doméstica. Os CEOs das farmacêuticas também cultivavam a responsabilidade social corporativa convidando os líderes das agências da ONU para suas reuniões. Em janeiro de 2001, a norueguesa Gro Harlem Brundtland, diretora-geral da OMS entre 1998 e 2003, que tinha um histórico de colaboração com empresas privadas, e Piot compareceram ao

Fórum Econômico Mundial, em Davos, na Suíça, para discutir as reduções dos preços de medicamentos com as lideranças farmacêuticas.

Um dos CEOs explicou, em uma entrevista, por que a Abbott tinha de "conquistar os corações e mentes das vítimas de HIV/aids", construindo uma clínica de ponta na Tanzânia e aumentando os preços de alguns ARVs nos EUA, a fim de subsidiar doações na África:

> Se [nós] não fornecermos nossos produtos na África, os governos irão licenciar nossa propriedade intelectual para outros que podem (...) Não se iludam, eles farão isso (...) Aquilo que todo chefe executivo sabe – mas poucos se dispõem a dizer em público – é que eles não podem se dar ao luxo de ignorar os desejos de órgãos governamentais e, cada vez mais, organizações não governamentais (...) Um mundo saturado de versões genéricas baratas de medicamentos para HIV/aids seria péssimo para os negócios (...) 'Cidadania corporativa' é o preço para fazer negócios, uma despesa geral a ser administrada como qualquer outra. (Brown, 2004)

Segundo o entrevistado, essa era a *realpolitik* da indústria farmacêutica. Não era fácil alcançar os objetivos de responsabilidade social corporativa: combinar motivações de lucro com humanitarismo e, mais importante, recuperar o declínio comercial que muitas empresas farmacêuticas vivenciaram na virada para o século XXI. A pressão por redução nos preços de medicamentos para aids exercia impacto nas vendas dos países de renda média, como explicou um relatório da Roche; a GSK reclamava que as vendas no Brasil, em geral, eram afetadas pela determinação do governo em promover os genéricos; para a Abbott, as ações de companhias farmacêuticas vivenciaram um desempenho com variação negativa nos últimos anos por causa de concorrência dos genéricos, restrições regulatórias, processos contenciosos e pressão política para fornecer acesso aos remédios à população, utilizando como pretexto que os sistemas de saúde não podiam fazê-lo (GSK, 2001; Roche, 2001).

Para os ativistas em saúde, o limite da responsabilidade social corporativa era sua incapacidade de apoiar o tratamento como um direito humano. A ideia de que organizações comerciais fossem internacionalmente responsáveis por direitos humanos era recebida com estranhamento por executivos. Esses direitos, por tradição, eram aplicados pelos governos em questões sociais como racismo, genocídio, tortura e perseguição religiosa. Jonathan Mann defendia a ideia de que a bioética e os direitos humanos das pessoas vivendo com HIV eram uma prioridade sanitária e tinham de ser entrelaçados com as intervenções das organizações de saúde pública. Seguindo a ideia de Mann, os ativistas conceberam os medicamentos como bens públicos que não deveriam ser compreendidos como produtos comerciais. Em contraste, os remédios indicados para aids, anteriormente, eram propriedade de empresas, uma opção apenas para os programas de segurança social ricos ou bem financiados (Kaul & Faust, 2001). Os CEOs das transnacionais, por sua vez, achavam que os direitos humanos extrapolavam suas obrigações. Essas ideias dissonantes deram margem a um embate no Brasil.

## Confronto com os EUA

Em 2001, o Brasil endureceu a postura com relação ao acesso universal aos ARVs, exigindo aprovação compulsória de todos os remédios por parte da agência regulatória de saúde do país, criada em 1999 – a Agência Nacional de Vigilância Sanitária (Anvisa). O presidente Clinton, ao seguir o apelo das empresas farmacêuticas, entrou com uma queixa junto à OMC, acusando o Brasil de discriminação contra empresas estrangeiras na lei n. 9.279/96. Os ativistas protestaram, vestidos como vampiros, em frente ao consulado estadunidense no Brasil, e coordenaram protestos semelhantes na França, na África do Sul, na Inglaterra, na Índia e nos EUA. Para os brasileiros, a reclamação, na realidade, originava-se da regulamentação do país referente às farmacêuticas transnacionais e à promoção de medicamentos genéricos. O governo brasileiro iniciou uma ofensiva sem precedentes, veiculando matérias pagas em jornais norte-americanos para negar as alegações dos EUA de que o desentendimento com o Brasil seria uma questão técnica. Em um anúncio governamental de meia página, publicado no *The Washington Post* com o título "AIDS is not a business" – em português, seria "A aids não é um negócio" –, Serra explicava que não estava declarando guerra contra a indústria farmacêutica, mas defendendo os direitos de seu país.

Pouco depois dessas publicações, ativistas do mundo inteiro exigiram uma revisão dos padrões da OMC referentes às patentes de medicamentos. Um destemido governo brasileiro ameaçou anular as patentes de três dos 12 remédios antiaids produzidos por Merck, Roche e outras empresas privadas, utilizados por 36% das pessoas – ou 85 mil indivíduos – que dependiam de ARVs (Leo, 2001). Seria a primeira vez que as autoridades de um país em desenvolvimento permitiam cópias genéricas de um medicamento de marca sem a concessão da empresa e eram parte de uma discussão internacional que, em realidade, caracterizava um dilema moral: a vida humana deve prevalecer sobre a propriedade ou é esta que deve ter primazia sobre a primeira? Paul Davis, líder da ACT UP, parabenizou o Brasil pela corajosa decisão que estava prestes a tomar, a qual incentivaria outros países a emitir licenças para cópia de medicamentos. Coincidentemente, um jornal brasileiro condenou a bravata dos congressistas norte-americanos que atacavam o posicionamento do Brasil sobre as patentes no *Los Angeles Times*, no *Miami Herald* e no *The Dallas Morning News* e acusavam as empresas de genéricos na Índia e no Brasil de imitação e roubo.

Como a queixa norte-americana estava pendente na OMC, a Merck expressou disposição para negociar uma redução de cerca de 60% nos preços de seus dois ARVs. A Roche – com maior dependência dos mercados do Brasil e da América Latina do que a Merck – ficou irredutível, afirmando que um abatimento de 13% era o máximo que poderia oferecer. O Brasil recusou ambas as propostas, colocou as empresas em desacordo entre si e solicitou que Farmanguinhos se preparasse para produzir a versão genérica dos medicamentos no início de 2002. Finalmente, em setembro de 2001, a Roche cortou o preço de seu ARV, o nelfinavir, em 40%. Uma das principais razões da decisão, aparentemente, foi o temor de que países pobres e de renda média seguissem o Brasil, criando um efeito em cadeia contra as empresas farmacêuticas privadas. Os ativistas mantiveram a resistência; para eles, somente a quebra de patentes, aliada a uma maior quantidade de genéricos, sustentaria o acesso universal aos ARVs. Os ativistas também estavam convencidos de que o Brasil deveria se tornar autossuficiente em matérias-primas para a produção de medicamentos, conhecidas como insumos farmacêuticos ativos – em maioria, provenientes do exterior –, investir em empresas farmacêuticas nacionais e produzir ARVs modernos. Ao final da década de 1990, o país produzia 45% dos remédios para tratamento de aids; porém, com a objeção de alguns pacientes aos tratamentos tradicionais, a produção nacional caiu para 20%, sendo substituída por novos medicamentos desenvolvidos no exterior. Alguns membros do Congresso brasileiro também mantiveram a resistência; um projeto de lei defendendo que fossem ignoradas todas as patentes de fármacos para tratar a aids foi promovido pelo deputado Eduardo Jorge, do PT, ex-secretário da Saúde da cidade de São Paulo – o projeto não tinha apoio do MS. Nas discussões sobre esse projeto, que não foi aprovado, ficou claro que o ministério considerava a abolição da proteção à propriedade intelectual radical demais e tinha como meta apenas a sua reforma.

Durante essas discussões, era possível observar uma crescente tendência pró-tratamento. Até mesmo a estrela do *rock* Bono Vox, vocalista e líder da banda U2, que virou referência internacional pela associação de seu trabalho artístico ao ativismo social, elogiou o Brasil. Quando visitou Lula em Brasília, criticou o Congresso norte-americano e as empresas farmacêuticas, acrescentando que a insistência dos países ricos em leis de propriedade intelectual, no caso da aids, era mera "tolice" (Bacoccina, 2002). Sua opinião foi relevante porque, enquanto a maioria das celebridades alinhadas aos programas voltados à aids não gostava dos republicanos, Bono foi um dos poucos a apoiar a administração de George W. Bush, que teve início em janeiro de 2001. As agências da ONU, os governos de países em desenvolvimento e os ativistas aproveitaram a onda de ARVs acessíveis e conduziram o debate a um importante evento: a XIII Conferência Internacional de Aids em Durban, na África do Sul, em julho de 2000.

# A CONFERÊNCIA DE DURBAN

O encontro na cidade sul-africana foi fundamental por quatro motivos: a Conferência Internacional de Aids ocorria na África pela primeira vez; o evento tornou-se uma experiência de aprendizagem recíproca para pesquisadores, autoridades de saúde e ativistas; os participantes aproximaram-se do horror da doença – dois terços do número total de pessoas vivendo com HIV/aids eram habitantes da África subsaariana e 4 milhões de sul-africanos eram HIV positivo –; e, por fim, a conferência expandiu as redes transnacionais e o ativismo em saúde. Ela foi importante para os 267 brasileiros que integraram o total de 12,7 mil cadastrados no evento. A participação do Brasil, Estado latino-americano com a maior delegação, foi retratada como uma demonstração da liderança do país (Brasil cobra..., 2002). Os brasileiros também participaram de uma manifestação, um dia antes da cerimônia de abertura, que terminou na prefeitura de Durban, com discursos de Winnie Madikizela-Mandela, ex-primeira-dama sul-africana, e de Achmat, que se recusava a tomar ARVs enquanto eles não estivessem totalmente disponíveis na rede pública. Ambos associaram a luta contra o racismo à luta contra a homofobia e exigiam que o governo utilizasse a importação paralela e o licenciamento compulsório. O tema da conferência, "Break the silence" – em português, seria "Quebre o silêncio" –, era um chamado para a divulgação do status de HIV positivo, porém rapidamente se tornou uma crítica a Thabo Mbeki, o segundo presidente da África do Sul no período pós-*Apartheid*; ele negava que o HIV fosse a causa da aids e acreditava na toxicidade do AZT. Antes do evento, vencedores do prêmio Nobel e renomados cientistas exigiram que o presidente sul-africano mudasse sua opinião. O teimoso Mbeki leu partes de um antigo relatório da OMS na cerimônia de abertura, culpando a pobreza, e não o HIV, pela aids. Um número significativo de ativistas retirou-se em protesto e outros palestrantes ficaram transtornados. O juiz Edwin Cameron, da Suprema Corte da África do Sul, redarguiu, na primeira Palestra Memorial Jonathan Mann, com uma execração a Mbeki. Ele tinha orgulho de ser gay, de lutar pela sobrevivência à aids, e sentia-se responsável por sinalizar que o acesso injusto aos remédios no país era devido à incompreensão de Mbeki e aos altos preços impostos pelo regime internacional de patentes.

Dois conceitos relacionados aos debates sobre tratamento em Durban tiveram consequências duradouras: a distribuição de ARVs constituía uma obrigação huma-nitária e política e um mecanismo financeiro era necessário para canalizar dinheiro aos países em desenvolvimento, de modo a conseguirem ter esses medicamentos. Tais ideias baseavam-se em pressupostos – compartilhados por Chequer e Serra – de que o tratamento seria ratificado porque apenas a prevenção não conseguiria conter a aids. Os ARVs diminuíam a quantidade de vírus no sangue de indivíduos soropositivos, reduzindo o risco de transmissão, e o tratamento ajudava no rastreamento de contatos, transformando as pessoas que recebiam os medicamentos em defensores da testagem. Dessa forma, era um ponto de acesso às políticas abrangentes antiaids, à implementação de infraestruturas modernas de saúde e mesmo à logística de uma vacina, cuja descoberta iminente era ansiada por muitas pessoas. Além disso, dava dignidade e esperança às pessoas; o tratamento era bom, inclusive, para a autoestima. Fred Minandi, um agricultor do Malawi, explicou isso em Durban: "Quando você adoece, as pessoas enxergam a própria morte nos seus olhos, mas com o tratamento, a sua aparência melhora e as pessoas não se assustam tanto" (MSF, 2002). Do lado político, seria ferramenta para uma sociedade global equânime, pois a distribuição aconteceria com base na necessidade. Era, ainda, retratado por médicos progressistas e ONGs como um processo participativo que criava vínculos duradouros entre profissionais da saúde, organizações de pessoas que viviam com HIV/aids e comunidades afetadas. Em suma, o tratamento tornou-se um catalisador para a ação.

A esperança por outras fontes de recursos financeiros foi impulsionada por uma nova organização filantrópica, a BMGF – criada em janeiro de 2000 –, que se tornou uma força propulsora em saúde global. Em Durban, a fundação anunciou uma doação de 90 milhões de dólares. A maioria dos seus financiamentos era reservada para PPPs, pesquisas científicas e intervenções clínicas: microbicidas para mulheres e acesso a medicamentos para tratar a transmissão vertical – parte do dinheiro era destinada a programas educacionais em saúde reprodutiva. Antes de Durban, a BMGF havia feito outras doações para o enfrentamento da aids, tais como: 57 milhões de dólares para o Fundo de População das Nações Unidas (UNFPA, na sigla em inglês), em prol da expansão de campanhas de prevenção contra HIV/aids na África; 25 milhões de dólares para a Faculdade de Saúde Pública da Universidade de Harvard, como fomento a programas de prevenção contra aids na Nigéria; e 15 milhões de dólares para a Elizabeth Glaser Pediatric AIDS Foundation, com seu trabalho de auxílio a gestantes.

A BMGF trabalhava na causa da aids fundamentada em dois princípios: contar com intervenções biomédicas e promover a colaboração entre agências da ONU, ONGs, empresas e governos. Os ativistas, no Brasil e no exterior, foram receptivos ao auxílio, porém insistiam – com pouco resultado – na necessidade de estudos socio-médicos, intervenções realizadas por ativistas e apoio aos genéricos. A maioria dos palestrantes em Durban reconhecia o trabalho dos Gates, mas esperava obter mais financiamentos para enfrentar a insuficiência de recursos financeiros no combate aos empecilhos culturais e sociais da doença e obter mais ARVs. Uma das maneiras de preencher essa lacuna foi criar um sistema de redução de custos, que ficou conhecido como o sistema de preço diferencial: preços elevados de remédios em países desenvolvidos para subsidiar preços reduzidos nas nações pobres. Isso significava uma mudança nas práticas das empresas farmacêuticas de aumentar os valores dos medicamentos além das taxas de inflação segundo a demanda e defini-los somente de acordo com a exclusividade de um medicamento e a concorrência de outras empresas.

Os apoiadores do sistema de preço diferencial propuseram também economias de escala por meio de compras regionais de medicamentos e não exigiam mudanças radicais nas leis de propriedade intelectual. Os ativistas, por outro lado, argumenta-vam que somente a redução de preços não resolveria a escassez de ARVs nos países pobres; reivindicavam financiamento massivo em um mecanismo único e demanda-vam ênfase nos genéricos. Alertavam, ainda, que as empresas farmacêuticas privadas favoreciam a redução de preços em poucos países em desenvolvimento, em vez de uma diminuição geral para todas as nações pobres, pois temiam que isso gerasse uma pressão pela redução nos países ricos. As autoridades do governo brasileiro posicio-naram-se no meio do caminho entre ambas as vertentes. Acreditavam que seria sábio e possível combinar a promoção dos genéricos nacionais e a negociação por preços mais baixos dos medicamentos de marca. Paulo Roberto Teixeira, diretor do Programa de Aids do Brasil de 2000 a 2003 – substituíra Chequer em 2000, antes da XIII Con-ferência –, explicou, em Durban, que seu país estava limitado pela incapacidade de produzir genéricos em larga escala e pela lei n. 9.279/96, que proibia a exportação de genéricos, mas abria a possibilidade de compartilhar *know-how* tecnológico a fim de negociar preços com as farmacêuticas e ensinar como produzir os genéricos.

A combinação promovida pelos brasileiros ia ao encontro da ideia de um fundo de saúde dedicado à aids que não contestasse a propriedade intelectual nem favorecesse os genéricos. O presidente Chirac enviou uma carta, lida na conferência de Durban, propondo um fundo de *solidariedade*, com a obrigação de fornecer remédios para os países mais afetados pela aids e aprimorar seus sistemas de saúde para que o tratamento fosse feito corretamente. A ideia surgiu em outro evento, o fórum dos países do G8 – Alemanha, Canadá, EUA, França, Itália, Japão, Reino Unido e Rússia – em Okinawa, no Japão, realizado aos moldes da conferência de Durban, em julho de 2000. Jeffrey Sachs, economista presidente da Comissão de Macroeconomia e Saúde da OMS, apoiava doações em massa para a aids global como uma questão de custo-benefício. Ele e outros professores de Harvard assinaram uma declaração minimizando os temores de que os ARVs na África não seriam administrados devidamente devido à infraestrutura de saúde precária (The Durban Declaration, 2000). Para Sachs, um fundo global deveria ser administrado pelo UNAIDS para receber 3 bilhões de dólares por ano e assegurar a participação de países doadores e farmacêuticas – a cifra de 3 bilhões representava um gasto dez vezes superior ao que era despendido para a África (Swarns & Altman, 2000). Ideias semelhantes surgiram na diretoria do UNAIDS.

Ao apresentar-se em Durban, Piot também apelava pela mudança da palavra milhões para bilhões. Para ele, somente a África necessitava de 3 bilhões de dólares para prevenção e tratamento. De seu discurso original, excluiu a frase "antes que sequer consideremos uma terapia combinada", o que sugere mudança de ideia no último minuto e a existência de contradições e incertezas referentes ao tratamento em detrimento da prevenção entre os promotores do fundo. Piot também mencionou, em Durban, um tema que viria a ser esquecido nos anos seguintes: o cancelamento da dívida externa dos países africanos, estimada em 15 bilhões de dólares. Embora Bono e o Papa João Paulo II tivessem ajudado a incluir a anulação das dívidas na agenda internacional, a proposta caiu por terra; Piot sugeriu o motivo: autoridades dos EUA, do Reino Unido e da Europa presentes em Durban ficaram "muito chateadas" quando escutaram a proposta "irresponsável"(Harden, 2010). Assim, o fundo ganhou corpo sem questionar a lei de propriedade intelectual e, muito menos, os encargos financeiros dos países pobres, como desejavam os ativistas.

## A ONU, A AIDS E O FUNDO GLOBAL

Uma reunião-marco da ONU sobre a aids, em junho de 2001, foi possível graças a Kofi Annan, o carismático diplomata ganês que liderou o organismo entre 1997 e 2006, e o diplomata Richard Holbrooke, embaixador dos EUA na ONU de 1999 a 2001, que se tornou presidente do Conselho de Segurança da ONU em 2000. Em abril daquele ano, Annan defendeu, diante de chefes de Estado em uma cúpula africana em Abuja, na Nigéria, a necessidade urgente de um fundo dedicado a lutar contra aids e outras doenças infecciosas. Annan persuadiu os diplomatas, acostumados a debates sobre fronteiras e operações de manutenção da paz, a abordarem o tema da saúde com um vocabulário raramente usado por eles, como preservativos, serviços sexuais profissionais, desigualdade de gênero, uso de drogas injetáveis e homens fazendo sexo com homens. Holbrooke, que ficou profundamente tocado pela questão da aids após uma visita à África, em 1999, transpôs a oposição de políticos norte-americanos, segundo os quais a doença não deveria ser um problema de política externa. Ele também confrontou a oposição dentro da ONU, porque os países africanos reivindicavam uma reunião especial na organização, bem como os governos do Reino Unido e da França, porém a Rússia foi contra. Finalmente, quando os russos cederam, decidiu-se pela realização de uma sessão especial do Conselho de Segurança. Para corroborar a decisão, a aids figurou como uma preocupação de segurança nacional mais do que como um problema médico. Isso fazia parte de um processo mais amplo de "securitização" da aids, uma mescla de motivações econômicas e políticas que requer uma explicação (Fourie, 2015).

Na virada do século XXI, construiu-se a ameaça da aids como uma catástrofe econômica e demográfica com graves consequências políticas, como a agitação civil. Referências como *holocausto, a pior epidemia da história da humanidade e força desestabilizadora* eram recorrentes nos discursos oficiais que validavam as respostas globais. Um dos exemplos citados com frequência era de como a aids em Botsuana estava conduzindo o país à extinção – a expectativa de vida foi reduzida para 39 anos por causa da patologia. A África subsaariana passou a ser o foco desses discursos, dado que a doença ceifava mais vidas do que todas as guerras, penúrias, enchentes e epidemias do passado; porém, havia também o temor de uma explosão do HIV na Rússia e na China, onde os primeiros surtos eram tratados com deboche. A securitização da aids também era compreendida como um perigo nos países ricos. Uma elevação no comércio, no volume de viagens e na migração populacional para escapar da aids e da pobreza tornou a transmissão de HIV uma ameaça a essas nações. Assim sendo, os governos de países desenvolvidos convenceram-se de que, para sua própria segurança e para a proteção da economia internacional, fazia-se necessária uma sólida resposta global.

Embora a securitização da aids remonte a um relatório de 1991, feito pela Agência Central de Inteligência (CIA, na sigla em inglês), que destacava a ameaça para os EUA, a ideia só se popularizou na virada do século. Um relatório mais proeminente, de 2000, *The Global Infectious Disease Threat and its Implications for the United States*, realizado pelo Conselho Nacional de Inteligência dos EUA, previa o impacto econômico negativo da aids, capaz de gerar destruição em regiões onde o país tinha interesses significativos, provocando uma batalha para controlar recursos escassos (USA, 2000). Em 2001, mais organizações produziram relatórios seguindo essa linha de raciocínio: o Serviço de Pesquisa do Congresso examinou a ameaça apresentada pelo HIV africano para os EUA e o Conselho de Relações Exteriores, com o Milbank Memorial, lançou o documento *Why Health Is Important to U.S. Foreign Policy*. Nessas publicações, a globalização e a apresentação do mundo como uma *vila global* foram fundamentais para a securitização da doença. Um relatório resumia o principal motivo para os EUA combaterem a aids no exterior com a expressão "interesse próprio revelado". O relatório era explícito ao advertir da falta de atenção dada à doença, pois ela representava muito peso nos países em desenvolvimento. O surto sem o devido controle podia ser prejudicial para o comércio mundial, uma vez que eles recebiam alto percentual das exportações dos EUA (Kassalow, 2001). Além disso, em 2002, a Estratégia de Segurança Nacional da Casa Branca definiu a aids como uma ameaça vital para os EUA e para a segurança global; declarou Estados frágeis, parcialmente criados pela aids, como uma ameaça à segurança nacional do país, pois costumavam abrigar terroristas, mencionando que a África tinha mais muçulmanos do que o Oriente Médio.

Apoiadores do conceito de aids como questão de segurança também deram um novo significado para emergência humanitária, que passava a se referir aos países incapazes de ajudar a si mesmos. Para esse objetivo, era importante enfatizar a infecção de esposas fiéis, a transmissão vertical e a multiplicação de órfãos recém-nascidos, todos retratados como vítimas inocentes. Segurança, humanitarismo e proteção da economia estavam interligados em um assunto que, para a maioria das agências, não era somente um tema do campo médico-sanitário; por exemplo, crianças órfãs não tinham mais os pais que os ensinariam as técnicas de agricultura e a aids exauria os recursos financeiros governamentais porque seus pacientes sobrecarregavam os hospitais. A conclusão era de que a aids em países pobres só poderia ser controlada por uma intervenção externa, uma sutil ideia de que quem doa sabe o que é melhor para os beneficiados. Houve ambivalência entre os ativistas acerca da ligação entre a segurança e a doença. Alguns temiam que fosse contraproducente, porque enfatizava excessivamente as motivações econômicas, tornava a aids uma ameaça incógnita – diluindo o papel das OSCs e das pessoas vivendo com a doença – e implicava intervenções técnicas verticalizadas. Consideravam a associação omissa quanto a pontos essenciais, como medicamentos na qualidade de bens públicos, e não mercadorias, e a promoção de uma cultura sexual de tolerância em todas as sociedades; contudo, algumas ONGs aceitaram a ideia (Paterson, 2015). Portanto, a segurança como alternativa à abordagem de direitos humanos foi adotada pelos doadores e as prioridades dos ativistas começaram a ser relegadas a segundo plano.

A aids como questão de segurança foi primordial em abril de 2001, na 57ª Sessão da Comissão de Direitos Humanos das Nações Unidas, para discutir e aprovar a resolução Acesso a Medicamentos no Contexto de Pandemias como a de HIV/aids e organizar uma reunião, em junho de 2001, que se tornou um marco na história da aids: durante três dias, houve a Sessão Especial da Assembleia Geral das Nações Unidas (UNGASS, na sigla em inglês). Seria a primeira vez que a sede da ONU, em Nova York, organizava uma convenção especial sobre um problema de saúde. A potência do encontro foi sentida previamente; poucos dias antes da abertura da UNGASS, os EUA retiraram a queixa da OMC contra o Brasil, enquanto as farmacêuticas retiravam a ação judicial contra a lei de medicamentos da África do Sul. Para os diplomatas dos EUA, isso foi resultado de um bom gerenciamento da polêmica por parte do Brasil, que cultivou a opinião do mundo.

A reunião da ONU congregou representantes de 189 países, agências especializadas como BM, OMS, UNAIDS, a Organização das Nações Unidas para Alimentação e Agricultura (FAO, na sigla em inglês), a Organização Internacional do Trabalho (OIT), a Unesco, a Comunidade de Países de Língua Portuguesa (CPLP) na África – Moçambique, Angola, Cabo Verde, São Tomé e Príncipe e Guiné-Bissau –, a UE e a Organização Internacional da Francofonia (OIF), que reunia ex-colônias francesas. Alguns líderes de farmacêuticas também participaram, como Henry McKinnell, CEO da Pfizer e diretor da PhRMA, no papel de consultor da delegação norte-americana. As delegações dos países, em geral, mesclavam diplomatas, representantes de ministérios da Saúde e, mais raramente, presidentes e primeiros-ministros. A grande delegação brasileira, de 13 pessoas, era liderada por Serra e incluía Teixeira, coordenador do Programa de Aids; Eloan Pinheiro, diretora de Farmanguinhos; e ativistas como Monica Barbosa Souza, do GPV. Driblando a regra de que a participação estaria restrita a representantes do governo, ativistas e pessoas vivendo com HIV/aids conseguiram atuar como observadores e consultores de delegações oficiais ou obtiveram credenciais de imprensa. Health Gap, ICASO, Global AIDS Alliance, Global Network of People Living with HIV/AIDS e a Sociedade Internacional de Aids (IAS, na sigla em inglês) compareceram à reunião; a UNGASS dava-se em dois níveis: deliberações e discursos formais na Assembleia Geral e eventos paralelos que concentravam ativistas, como quatro mesas-redondas, inclusive uma sobre direitos humanos. Em um desses debates, representantes do governo norte-americano foram confrontados. Sheila Kibuka, diretora do grupo ativista queniano Hope Africa, exibindo seu relógio diante de clamores e aplausos, ridicularizou Andrew Natsios, administrador da USAID. Natsios havia afirmado, em um Comitê Interno dos EUA, que os africanos não poderiam usar ARVs porque lhes faltava a noção de tempo ocidental (Smith & Siplon, 2006).

Serra, respaldado por ativistas, como líder de um bloco latino-americano na UNGASS, deu um passo ousado: propôs um banco de dados global com preços de medicamentos para promover a transparência e a concorrência entre empresas privadas e fabricantes de genéricos. A proposta testava os limites da abordagem combinada adotada pelo Brasil, ou seja, a de recorrer aos genéricos e negociar a redução de preços com as companhias privadas. A maioria dos governos de países desenvolvidos preferia colaborações voluntárias entre as farmacêuticas e os países pobres em consonância com leis internacionais de patentes, sem revelar os segredos de seus preços em âmbito mundial; apoiados por alguns cientistas, temiam o surgimento de versões resistentes do HIV devido ao uso de remédios considerados inferiores. O governo Bush fez oposição ferrenha à proposta de Serra, descrevendo-a como uma típica regulamentação estatal que impedia a operação dos mercados. A proposição do ministro também foi confrontada nacionalmente pela Associação Brasileira da Indústria Farmacêutica (Abifarma) e pela Associação da Indústria Farmacêutica de Pesquisa (Interfarma), que reuniam as principais empresas privadas de medicamentos em operação no Brasil. Elas argumentavam que a redução anterior nos preços de remédios não elevou o consumo, sugerindo que as únicas fontes de lucro seriam as compras do governo. Apesar disso, Serra negociou um banco de dados regional com países latino-americanos e fez acordos pela transferência de tecnologia com países africanos de língua portuguesa. Contudo, a proposta foi debilmente implementada nos anos seguintes, sem significar uma ferramenta para os governos.

A *Declaration of Commitment on HIV/AIDS*, aprovada na UNGASS, tornou-se referência para governos e agências nos anos subsequentes (UN, 2001). Tratava-se de um documento abrangente com seções sobre liderança política, prevenção, tratamento, direitos humanos, infância, impacto econômico, pesquisa e aids em zonas de conflito. Ele denunciava o estigma, o silêncio e a discriminação, admitia a grave e insidiosa relação entre pobreza e aids e ratificava um consenso entre os ativistas: os pobres eram mais vulneráveis e, uma vez infectados, menos capazes de lidar com a doença. Não raro, a ausência de segurança econômica fazia homens e mulheres adotarem profissões ligadas ao sexo para sobreviver. Ademais, na maioria dos países, os pobres formavam majoritariamente as populações encarceradas, entre as quais havia elevadas taxas de infecção. No entanto, a *Declaration* era um meio-termo e tinha falhas; redigida em linguagem amena, dava margem ao apoio a genéricos, à oposição do governo norte-americano a qualquer tipo de regulação de preços de medicamentos, ao respeito às leis de propriedade intelectual e até à rejeição de países muçulmanos – como Síria e Irã, por exemplo – ao uso de termos como homofobia e gays, pois eles consideravam a homossexualidade um crime. Faltava uma análise completa sobre os causadores da pobreza, do analfabetismo e da discriminação de gênero que exacerbavam a aids. Apesar desses defeitos, os ativistas adotaram a declaração porque, em primeiro lugar, os conservadores não conseguiram incluir, no texto, as ideias caras a eles sobre as imperfeições dos preservativos, a preferência pela abstinência antes do casamento e a fidelidade mútua no matrimônio. Em segundo lugar, a redação do documento foi além da resolução do Conselho da ONU, que não fazia referência ao acesso a medicamentos, considerando-os um direito fundamental; no prefácio de Annan à *Declaration*, estava definido o tratamento como prioridade. Os ativistas também ficaram satisfeitos com a aprovação de uma ousada proposta na declaração: o cancelamento das dívidas bilaterais dos países pobres altamente endividados (HIPC, na sigla em inglês), isto é, os mais depauperados; no entanto, a ideia não foi implementada após a UNGASS.

O texto da declaração mencionava a necessidade daquele fundo de saúde vislumbrado em Durban. Annan imaginava, a princípio, um fundo de 7 a 10 bilhões de dólares destinado somente à aids, mas começou a aceitar valores mais baixos até mesmo antes da UNGASS, com a esperança de que mais dinheiro chegasse no futuro. Em uma cerimônia na Casa Branca, em março de 2021, ele recebeu uma doação de 200 milhões de dólares para o futuro fundo. A Oxfam e a Health Gap Coalition criticaram os EUA, com a afirmação de que a doação do presidente Bush havia riscado um zero dos duzentos, visto que deveria ser maior; ativistas denunciaram o contraste entre as despesas militares estadunidenses e os recursos fornecidos para a aids: o valor sancionado pelo Congresso norte-americano para a primeira etapa da guerra no Iraque, somente em maio de 2001, somava 79 bilhões de dólares. O governo Bush, o BM e a BMGF estavam dispostos a oferecer mais financiamento para os programas de medicamentos antiaids, porém o montante das doações não estava claro. Um editorial publicado no jornal *The New York Times* descreveu em termos catastróficos uma negociação travada nas horas finais da UNGASS: uma "batalha entre corações e talões de cheques (...) E, até agora, quem perde são os doentes" (No time..., 2001). Uma reunião informal, próxima do final do encontro da ONU para a formação do Fundo Global para Aids e Saúde, contou com a presença de Alemanha, África do Sul, Bélgica, Brasil, Canadá, Dinamarca, EUA, França, Irlanda, Itália, Japão, Nigéria, Noruega, Países Baixos, São Cristóvão e Névis, Suécia, Uganda, Reino Unido, Tailândia, Trinidad e Tobago, bem como da ONG Aliança Internacional, do UNAIDS e da OMS. Entre as questões levantadas, constaram: quando o fundo deveria iniciar as operações; quem deveria ser convidado para as próximas reuniões; qual o volume de financiamento necessário; e se o fundo deveria fazer parte da ONU. Alguns representantes de nações ricas questionaram, de antemão, o número de 7 bilhões de Annan, pois temiam que uma quantia muito alta em países pobres instigasse a corrupção e acreditavam que o fundo deveria trabalhar com um orçamento muito menor. Além disso, os EUA esperavam do fundo mais ênfase na prevenção em detrimento do tratamento. Representantes da ONU prontificaram-se a ampliar o escopo do Fundo Global para Aids e Saúde, incluindo tuberculose e malária, desde que a Declaração da ONU, de setembro de 2000, priorizou essas três doenças nos Objetivos de Desenvolvimento do Milênio (ODMs). Por fim, os participantes concordaram em limitar o futuro fundo à quantia mais provável de 3 bilhões de dólares. Ainda assim, as principais questões foram decididas após a UNGASS.

Alguns ativistas achavam que o UNAIDS deveria administrar o fundo e outros defendiam que algum órgão intergovernamental da ONU assumisse o encargo. Aos países ricos, não agradava um fundo baseado na ONU – o UNAIDS era percebido como uma agência alinhada, integrante do organismo –; recusá-la estava em linha com as políticas externas neoliberais, uma vez que esses países consideravam as agências multilaterais burocráticas, ineficazes e pouco supervisionadas. O UNAIDS e outras agências da ONU prejudicaram a demanda por um fundo administrado por uma organização multilateral devido à rivalidade entre elas, com todas interessadas em assumir a gerência do fundo. Annan aceitou as objeções e, em uma reunião com o secretário de Saúde dos EUA, Tommy Thompson, deixou claro que foi proposital a decisão de não o denominar Fundo das Nações Unidas, justamente para evitar críticas de países industrializados e atrair doadores privados. Posteriormente, isso resultou na ideia de formar uma PPP. A relação entre o fundo e a ONU levou a uma discussão sobre quem deveria convocar os próximos debates em torno de sua constituição.

Entre os países desenvolvidos, apenas o Canadá aceitou a ideia de que Annan devesse convocar um grupo de trabalho sobre o fundo. A proposta foi combatida pelos EUA e por diversas nações da Europa Ocidental. Finalmente, a proposição do governo italiano foi aprovada: a reunião do G8, a ser realizada em Gênova, na Itália, em julho de 2001, conclamaria a formação do fundo. Annan cedeu mais uma vez; participou do encontro, porém ressaltou ser necessário mais dinheiro para enfrentar a aids. Sua tática de amplas demandas e, finalmente, aceitação de negociações lembrou a atitude do governo brasileiro, que ameaçou quebrar patentes e terminou aceitando preços de medicamentos reduzidos. Na verdade, os detalhes sobre o fundo eram discutidos fora da ONU.

Um encontro realizado em Bruxelas, na Bélgica, pouco antes da reunião do G8 em Gênova, reuniu representantes de países desenvolvidos e alguns de renda média – incluindo o Brasil –, organizações regionais e multilaterais como UE, UNAIDS, OMS e BM, além de diretores do setor privado, como os da BMGF. O principal resultado do encontro foi a formação de um grupo de trabalho transitório (TWG, na sigla em inglês) do Fundo para o Combate a Aids, Tuberculose e Malária. Seguindo sugestões de indicação de alguém do Sul global com ótima reputação, elegeram Chrispus Kiyonga como líder. Ele era médico em Uganda, com pós-doutorado pela Escola Bloomberg de Saúde Pública da Universidade Johns Hopkins, e havia sido ministro da Saúde em seu país e trabalhado em agências internacionais. Na linha sucessória, Paul Ehmer, da USAID, ajudava Kiyonga como chefe da Secretaria de Suporte Técnico (TSS, na sigla em inglês) do TWG. Uma importante integrante da TSS foi a infectologista e sanitarista Nêmora Tregnago, do Brasil, vinculada à direção do fundo até 2013.

A escolha do local de sede gerou uma pequena disputa. Bruxelas, capital da UE, era a favorita da maioria dos europeus. Outros doadores preferiam Genebra, pela óbvia associação com a OMS e o UNAIDS. Os EUA, hostis a qualquer ligação com a ONU, achavam que Genebra não seria amistosa para o setor privado e preferiam Washington D.C., Nova York ou Bruxelas. Os franceses fizeram campanha ativa para que a sede fosse em Paris. O Japão também se opôs a Genebra e os doadores europeus, assim como o Canadá, resistiram à ideia da sede norte-americana. Dado o conflito de sinalizações de preferência, o TWG foi temporariamente sediado em Bruxelas, embora, no início de 2002, o fundo tenha determinado Genebra como sede definitiva, tornando-se uma fundação suíça – para desgosto dos EUA. Na verdade, o TWG reuniu-se mais três vezes em Bruxelas na segunda metade de 2001. A inclusão de membros de ONGs nas deliberações foi inovadora para uma agência internacional. Essas reuniões moldaram a nova organização: seria uma PPP que contaria com doações voluntárias eventuais. O fundo seguia uma forte tendência recente de PPPs globais dedicadas a doenças específicas, o que complicava a validação de organizações multilaterais, pois fragmentava a liderança das agências da ONU e criava problemas de duplicidade. Os ativistas tinham a preocupação de que o fundo enfatizaria rápidas soluções tecnológicas, como faziam outras PPPs, faria vigorar intervenções verticais com poucas conexões com outras intervenções de saúde, não buscaria compras em massa de ARVs e dedicaria pouca atenção aos sistemas de saúde, em geral (Almeida, 2017).

Os EUA e os países europeus não conseguiram estabelecer o eixo do fundo na prevenção, mas lograram êxito na oposição a usá-lo para fortalecer sistemas de saúde e impuseram a ideia de um instrumento financeiro supervisionado pelo BM, que atuava como fideicomisso. O fundo não realizaria operações sanitárias, mas contaria com entidades públicas e privadas locais para implementar programas e alavancar o financiamento para enfrentar a aids, a tuberculose e a malária. Assim, reiterava uma tendência promovida pelas reformas neoliberais em saúde pública: a gestão deveria estar separada do financiamento de intervenções em saúde. Segundo essa linha, não incorporar a verba do fundo aos orçamentos de saúde governamentais era percebido como a única maneira de assegurar a transparência. Essa nova proposta de auxílio diferenciava-se do formato anterior de agências e fundações atuantes – como a Fundação Rockefeller, que até a década de 1980, além de integrar orçamentos de saúde dos governos nas suas ações filantrópicas, geria e atuava diretamente com seus funcionários nas campanhas de intervenção de saúde. Outra vantagem para os governos de países desenvolvidos foi a criação de uma pequena secretaria dedicada às operações diárias, um conselho consultivo constituído de representantes de nações ricas e de farmacêuticas privadas, e um painel de revisão técnica formado por especialistas do mundo todo para a revisão de propostas – o conselho tomava a decisão final sobre as doações. Para o Brasil e os ativistas, a presença de interesses comerciais no fundo, ainda que em capacidade consultiva, representava conflito de interesses. A discussão sobre a relação com a ONU continuou na futura composição de sua secretaria, um debate no qual os países industrializados eram conflitantes com a ONU, especialmente com a OMS. Apesar da oposição, UNAIDS e OMS integraram a secretaria.

Para a distribuição de recursos, um painel analisava as propostas realizadas pelas PPPs nacionais, denominadas Mecanismos de Coordenação do País (CCMs, na sigla em inglês). Os CCMs tinham de criar um destinatário principal para administrar os fundos, geralmente um escritório dentro do MS ou do MF e, raramente, ONGs. Recorrendo a uma tradicional prática da filantropia norte-americana e do BM, os destinatários forneciam fundos complementares, como meio de assegurar compromissos locais. As propostas e os relatórios usavam termos codificados consagrados nas reformas de saúde da década de 1990, como processo comercial de concessão de doações, financiamento baseado em desempenho, relação custo-benefício, gestão de portfólio, cultura de desempenho, planos de negócios e até proteção para *commodities*, em referência aos medicamentos de marca. Esses termos refletiam uma mescla de neoliberalismo e programas sociais que devem ser compreendidos dentro dos respectivos contextos. Novos políticos de centro-direita e centro-esquerda chegaram ao poder ou foram reeleitos na virada do século XXI nos países desenvolvidos, como Tony Blair no Reino Unido, Chirac na França, Gerhard Schröder na Alemanha, Junichiro Koizumi no Japão e Bush nos EUA. Eles compartilhavam a compreensão dos obstáculos do neoliberalismo, como a reação contra a liberalização do comércio, pois isso subtrairia empregos de seus próprios países, e as acusações de que os chamados efeitos *trickle-down* (gotejamento) não estavam alcançando os pobres e de que havia pouco respeito pela soberania das nações em desenvolvimento, obrigadas a abrir seus mercados. A experiência da frustrada Conferência da OMC de 1999, em Seattle, serviu de alerta para a imprescindível remodelação da economia globalizada, a organização de programas sociais sólidos e o apoio a agências multilaterais, ao contrário do que fez Ronald Reagan, ao liderar um ataque frontal contra a ONU na década de 1980. Em troca, esperavam ajuda na aplicação das leis de propriedade intelectual e o controle de como as doações para agências da ONU seriam usadas. Annan, ciente da necessidade de validação neoliberal, soube conduzir o discurso. Em uma reunião com CEOs, admitiu que a aids na África estaria instigando uma reação pública contra a globalização, mas também enalteceu a Volkswagen por seu programa de prevenção contra o HIV no Brasil (Perlez, 2001).

O esforço de restaurar o neoliberalismo era apoiado pelo BM, pela BMGF e por Clinton, que mudou de opinião antes de deixar o cargo. Até mesmo o presidente Bush mostrou-se aberto aos medicamentos genéricos. Após os ataques terroristas por correio, com cartas que continham esporos bacterianos causadores de antraz, ocorridos uma semana após o 11 de setembro de 2001, sua administração estava pronta para emitir uma licença obrigatória, uma vez que não estava claro se a Bayer possuía quantidades suficientes de antibiótico para tratar a doença. Todavia, nunca considerou a possibilidade de renunciar aos direitos de propriedade intelectual globalmente. Alguns ativistas comemoraram essas decisões, enquanto outros suspeitavam que os governos dos EUA e de outros países ricos estivessem agindo em interesse próprio. A nova versão do neoliberalismo foi incorporada ao fundo futuro, mas com certa resistência.

Em dezembro de 2001, os países desenvolvidos selecionaram seus representantes no Conselho: UE, França, Itália, Japão, Suécia, Reino Unido, EUA e BMGF. Alguns meses depois, o fundo contava com uma comissão de 23 membros, número posteriormente elevado para 35, com integrantes de governos doadores e recebedores, ONGs, comunidades afetadas e setor privado, incluindo empresas e organizações filantrópicas. A adesão do Brasil ao Conselho foi um importante conquista. Os membros com direito a voto representavam países em desenvolvimento – um de cada uma das seis regiões da OMS e um adicional da África –, países doadores, sociedade civil, setor privado e um delegado da BMGF. Os membros sem direito a voto eram o UNAIDS, a OMS e o BM. Quando a sede do fundo migrou para Genebra, no início de 2002, um cidadão suíço passou a integrar o Conselho para cumprir o status jurídico de fundação na Suíça.

O Conselho do Fundo Global de Luta Contra Aids, Tuberculose e Malária (GFATM, na sigla em inglês), como passou a ser identificado o fundo, realizou sua segunda reunião na cidade de Nova York, em abril de 2002, para debater a indicação do britânico Richard Feachem como diretor-executivo do GFATM, cargo que ocupou de 2002 a 2007. Feachem foi diretor do Instituto de Saúde Global da Universidade da Califórnia, em São Francisco, ex-reitor da LSHTM e diretor do BM para Saúde, Nutrição e População. Não se sabe ao certo como seu nome surgiu, dado que ele não foi identificado por nenhuma empresa especializada em contratações incumbida de buscar um diretor-executivo, mas sua candidatura, promovida no último minuto pelo Reino Unido, foi uma decepção para a maioria dos ativistas. Eles esperavam alguém originário de um país em desenvolvimento para ocupar o cargo e exigiram que, futuramente, a vaga fosse preenchida por meio de um processo aberto e competitivo (Mauras, 2002).

Feachem administrava doações menores do que o esperado para o GFATM. Além dos 200 milhões de dólares dos EUA, doados por Bush a Annan, o Reino Unido e o Japão comprometeram-se com 200 milhões de dólares, cada um, a França com 127 milhões ao longo de três anos e Gates forneceu, por sua fundação, 100 milhões. O Brasil prometeu alguns milhões de dólares e anunciou que não solicitaria fundos para uso próprio. Até Annan contribuiu com 100 mil dólares de seu patrimônio pessoal. Essas contribuições eram valiosas, mas insignificantes se comparadas com os bilhões solicitados por Annan e Piot. Feachem explicou que o orçamento abaixo das expectativas iniciais era devido a uma cautela natural dos doadores, para verem como a nova organização se sairia. Segundo senadores norte-americanos e a USAID, o GFATM ainda não havia provado seu valor; os recursos poderiam estar disponíveis se fossem demonstrados bons resultados.

Finalmente, em julho de 2002, o GFATM contava com promessas de 2,1 bilhões de dólares pelos dois anos seguintes. Efetivamente, porém, apenas 300 milhões poderiam ser usados de imediato (Sachs, 2001). De qualquer forma, o montante foi considerado um sucesso; muitos especialistas acreditavam que a nova organização poderia definhar por falta de dinheiro e dificuldade em gerenciar as quatrocentas propostas recebidas após seu primeiro apelo, em fevereiro de 2002. Em abril, o Fundo Global aprovou as primeiras doações, somando 616 milhões de dólares para projetos de um e dois anos em quarenta países – cerca de um terço seria destinado à compra de medicamentos, inclusive para HIV/aids. Incorporando a ideia de Annan, Feachem usou o título *Escudo de Guerra para Combater a Doença e a Pobreza* em seu primeiro relatório (The Global Fund, 2003). Em princípio, não se sabia ao certo se o GFATM recomendaria os genéricos, mas o fez após alguns meses. Outro problema foi o fato de não ter acontecido a compra em massa de ARVs, apesar dos esforços de UNAIDS e Brasil para que o fundo alcançasse tal objetivo. A falta de clareza ficava nítida nas reuniões organizadas em Bruxelas. Os ativistas não estavam satisfeitos e acreditavam que a maioria das apresentações fazia referências ambíguas às *abordagens equilibradas* – entre medicamentos genéricos e de marca – e que compras realmente substanciais de ARVs, para reduzir preços, tivessem sido descartadas. O movimento de acesso total aos medicamentos foi debatido com maior intensidade em uma reunião realizada na península Arábica.

Doha

Durante seis dias, em meados de novembro de 2001, a cidade de Doha, capital do Qatar, Estado rico em petróleo, sediou a IV Conferência Ministerial da OMC. A realização da reunião, por si só, foi um sucesso, dado o clima geopolítico: por estarem recentes os ataques terroristas em Nova York, muitos governos queriam adiar a reunião. Uma das principais questões na agenda dos 144 países participantes era o escopo do TRIPS em relação aos ARVs. A reunião também se notabilizou porque China e Taiwan ingressaram na OMC após anos de negociações e não houve protestos massivos similares aos de Seattle. Entretanto, como indício de prolongamento dos problemas de legitimidade da OMC levantados ainda na conferência anterior, ativistas continuaram a criticar a organização, acusando-a de ser um empecilho para que países em desenvolvimento exercessem influência nas regulamentações do comércio global. Em resposta, o diretor-geral da OMC, o político neozelandês Michael Moore, admitiu que esses países não recebiam todos os benefícios que esperavam do TRIPS e prometeu que a OMC melhoraria (Moore, 2001). Antes do encontro no Qatar, Boniface Chidyausiku, diplomata do Zimbábue e diretor do Conselho do TRIPS da OMC, comandou uma discussão preliminar sobre propriedade intelectual e acesso a remédios, em Genebra, em 20 de junho de 2001.

Foram apresentados, na reunião, dois esboços da declaração a ser discutida em Doha. O primeiro, um documento com 14 pontos assinado por diversos países em desenvolvimento, incluindo Brasil, Índia e nações africanas, vislumbrava a ampliação dos períodos de transição do TRIPS – a finalizarem em 2005 –, a proteção aos medicamentos genéricos e a ratificação da importação paralela e da licença obrigatória; fazia, ainda, uma declaração contundente a fim de estabelecer que nada no TRIPS deveria impedir os membros de tomarem medidas para proteger a saúde pública (WTO, 2001). EUA, Canadá, Austrália, Japão e Suíça enviaram um segundo rascunho que citava explicitamente a importação paralela e o licenciamento obrigatório, argumentando não ser necessário adotar novas medidas porque já existiam isenções desde o início do TRIPS. Ao relembrarem o depoimento de Bale no Congresso norte-americano, deram destaque para a prevenção e a criação de uma infraestrutura de saúde moderna antes da entrega de ARVs. Também solicitaram uma garantia firme de todos os países para trabalharem com o setor privado no tocante às patentes. Até outubro de 2001, ambos os lados discordavam do conteúdo da Declaração de Doha e havia o temor de nenhum documento ser aprovado na reunião ministerial de novembro.

Zimbábue, Brasil e Índia compareceram em Doha como líderes de uma coalizão de mais de 50 países em desenvolvimento que apoiavam uma versão aprimorada do texto inicial, deixando clara a própria capacidade para declarar o que era uma emergência de saúde, proteger os genéricos por completo e empregar todas as flexibilidades do TRIPS sem sanções. Havia uma ameaça sutil, não escrita no rascunho: eles não apoiariam outra rodada de negociações com a OMC, a menos que os países desenvolvidos cedessem. A delegação brasileira era composta de profissionais diversos e experientes, como Teixeira, do Programa de Aids, e os diplomatas Celso Lafer e Luiz Felipe Seixas Correa, primeiro e segundo lugares na linha sucessória do comando do MRE; José Alfredo Graça Lima, líder das negociações comerciais do país com a UE; e Celso Amorim, com sólida experiência na negociação de questões ligadas ao TRIPS e, posteriormente, ministro das Relações Exteriores entre 2003 e 2010. Eles chegaram com prestígio por terem vencido, havia pouco, uma disputa com a Roche pelo preço do ARV nelfinavir – em setembro de 2001, a empresa suíça concordou com a redução do preço dos medicamentos em 40% – e alegaram que os interesses comerciais não deviam ser mais valorizados do que a vida humana (Amorim, 2017). Serra, em campanha presidencial pelo PSDB, não compareceu à reunião; apesar de sua ausência, confiava que uma vitória da posição brasileira em Doha asseguraria suas chances nas eleições presidenciais.

Os diplomatas brasileiros deixaram sua marca em Doha. Ilustraram de que maneira o Brasil poderia ser compreendido como um caso inovador do conceito de *soft power*, segundo o qual países de renda média recorrem à propaganda de conquistas sociais nacionais para legitimar seu poder e sua influência internacionais, atrair a cooperação Sul-Sul, melhorar o prestígio do país e assegurar um desempenho exitoso em organizações multilaterais. Seria uma alternativa ao *hard power* empregado por países desenvolvidos, que contam com o poderio militar e econômico para sustentar suas políticas de relações exteriores (Nye, 2004). O Brasil lançava mão de uma diplomacia não coercitiva para atrair novos aliados, acrescentar o prestígio de seus programas sanitários e mesmo aliviar a proibição às exportações de genéricos. Por exemplo, o MSF desafiou acordos legais prévios e concordou em comprar medicamentos brasileiros de Farmanguinhos para enviá-los à África do Sul e a outros países (MSF, 2002). A política discutida na OMS combinava motivações geopolíticas e humanitárias, porém ainda atuava decididamente na promoção dos genéricos e na negociação de preços mais baixos de medicamentos de marca, características dos esforços do governo brasileiro.

Em Doha, EUA, Japão, Canadá e alguns países europeus aceitaram a demanda dos países em desenvolvimento para garantir seus direitos referentes às flexibilidades e à saúde pública, porém tentaram conferir um tom mais ameno à declaração liderada pelo Brasil. Pressionaram pela aprovação de um documento mais resumido, eliminando palavras consideradas radicais, como genéricos, e utilizando a expressão "medicamentos livres de patente", referente apenas às doenças englobadas pelo GFATM – aids, malária e tuberculose (Hoen *et al.*, 2011). Entretanto, a declaração superou todas as expectativas ao deixar claro que o TRIPS e a OMC deveriam ajudar os países na proteção da saúde pública e no acesso aos medicamentos, com garantia de que os governos definissem o caráter de uma emergência de saúde e respeito ao emprego dos remédios genéricos por eles adotados. Outra vitória para os países em desenvolvimento foi a extensão do prazo para eles adotarem as proteções de propriedade intelectual da OMC às patentes farmacêuticas até 2016, em vez do limite original de 2005. A Declaração de Doha, como ficou conhecida, era indício de um ápice do processo de expansão do tratamento da aids. Pelo menos momentaneamente, uma mudança em saúde global derivava de países em desenvolvimento. No entanto, havia omissões no texto: não estava claro, em seu polêmico sexto parágrafo, como as nações pobres e as de renda média sem capacidade de fabricação de medicamentos, como Brasil e Índia, poderiam importar genéricos. Ficou decidido que o Conselho do TRIPS encontraria uma solução até o final de 2002, prazo posteriormente prorrogado. A discussão sobre os méritos da Declaração de Doha reacendeu na XIV Conferência Internacional de Aids em Barcelona, na Espanha, em julho de 2002.

## Barcelona e uma iniciativa

O tema da conferência em Barcelona, *"Knowledge and commitment for action"* – em português, seria "Conhecimento e comprometimento para a ação" –, foi uma crítica às reuniões anteriores com pouco impacto em termos de tratamento para os mais necessitados. O neerlandês Joep Lange, presidente da IAS, uma das organizadoras da conferência, enviou uma declaração para aprovação que insistia em doações de 10 bilhões de dólares por ano para combater a aids no mundo todo e citava uma nova meta que se tornaria popular durante o evento: Tarv para 2 milhões de pessoas vivendo com HIV/aids no mundo em desenvolvimento nos anos seguintes. Um objetivo com prazo definido, tópico não debatido nas conferências passadas, reverberava campanhas anteriores de controle de doenças, como as de erradicação da malária, varíola e pólio durante a segunda metade do século XX, que associavam objetivos a prazos. Para alcançar a nova finalidade, a declaração ressaltava ser necessário ir além da saúde pública, no intuito de assegurar amplos comprometimentos políticos e combater a pobreza, a homofobia e o racismo. Tinha também como propósito valorizar todas as pessoas do mundo; uma mensagem do ativista Achmat – doente demais para comparecer –, lida na cerimônia de abertura, repercutia essa intenção: "Só porque somos pobres, só porque somos negros, só porque vivemos em ambientes e continentes distantes de vocês, não significa que nossa vida tenha menos valor" (Cumbre..., 2023).

Se na UNGASS e em Doha os protagonistas eram políticos e diplomatas, em Barcelona eram os ativistas os personagens principais. Munidos de *slogans* como "Medicamentos genéricos agora", "Pacientes antes de patentes" e "Acesso para todos", os ativistas denunciaram as empresas farmacêuticas por terem como prioridade o lucro e acusaram governos de países ricos de não fazerem o suficiente. Usavam um tom mais radical do que em conferências sobre aids anteriores; reivindicavam que o GFATM adquirisse somente medicamentos genéricos, destruindo estandes de exibição de empresas farmacêuticas que, não raro, tinham de fechá-los. Eles também aplaudiam ou vaiavam os palestrantes no plenário; Celia Villalobos, ministra da Saúde espanhola, foi achincalhada, porque a Espanha exigia que participantes originários de países em desenvolvimento obtivessem previamente um visto e demonstrassem ser cobertos por um plano de saúde; em outra ocasião, viraram as costas durante o discurso de Clinton, devido à pouca atenção à aids durante seu mandato presidencial. O orgulho do ativismo foi ilustrado por um altivo palestrante brasileiro, que explicou: seu país era considerado um modelo não por ações precursoras do governo, mas pela pressão do ativismo para o Estado agir em prol das ONGs.

Os ativistas também confrontaram o próprio governo. José Araújo, do GIV, envolto na bandeira do Brasil, exigiu que o governo brasileiro fosse mais enérgico na pauta dos genéricos. Havia o questionamento sobre as farmacêuticas transnacionais privadas precisarem de proteção de patentes para recuperar investimentos, com o argumento de que essas empresas se beneficiavam de incentivos fiscais, recebiam subsídios de governos, aproveitavam o trabalho realizado em universidades públicas, gastavam milhões de dólares em propaganda e dedicavam uma pequena parte do orçamento à pesquisa. Os brasileiros fizeram coro a essas afirmações; sua participação foi impressionante: o Brasil ocupou a terceira colocação em número de palestras – quase oitocentas – apresentadas em Barcelona, atrás apenas dos EUA e da Índia. Outro sinal da importância do Brasil foi, durante o evento, o jornal catalão *El Periódico* dedicar uma manchete às propostas brasileiras com o título "Brasil propõe rebelião contra os laboratórios". Clinton, em suas palestras, ainda sugeriu às nações em desenvolvimento que procurassem o Brasil caso os laboratórios não reduzissem seus preços. Além disso, Teixeira dividiu o palco com Clinton, Piot e Vicki Ehrich, da GSK, em um programa da MTV, uma conhecida rede televisiva que se especializava em conteúdo musical, assistida por milhões de pessoas no mundo.

As discussões na reunião foram acirradas por um relatório do UNAIDS que lamentava o acesso desigual ao tratamento no mundo: das 6 milhões de pessoas em países em desenvolvimento que necessitavam de Tarv, somente 230 mil – menos de 4% – recebiam-no (UNAIDS, 2002). A lacuna não poderia ser preenchida por iniciativas gerais, mas sim específicas, como um acordo entre 14 nações caribenhas e seis empresas farmacêuticas para reduzir preços de ARVs e a distribuição de medicamentos antiaids na Ásia, África e América Latina pelo MSF. Segundo argumentos dos apoiadores do acesso total aos medicamentos, foi demonstrado pelas experiências anteriores que as pessoas em países pobres aderiam muito bem aos regimes medicamentosos, derrubando o mito de que a Tarv não poderia ser implementada em ambientes com parcos recursos. A falta de verba foi contestada em diversas referências, em face das dezenas de bilhões de dólares gastos pelo governo Bush na guerra contra o terrorismo e na preparação para invadir o Iraque. Uma sessão plenária apresentou Thompson, da Secretaria de Saúde e Serviços Humanos dos EUA, interrompido por ativistas que cantavam "Vergonha!", "Dinheiro para a aids e não para a guerra!" e "Financiem o Fundo Global!". O norte-americano tentou fazer o discurso a uma altura inaudível devido aos apitos e às vaias. Em uma cópia do discurso dele, distribuída após a sessão, lia-se sua queixa da animosidade contra os EUA, ignorando o que realmente fazia o governo de seu país. No discurso, ele tecia elogios aos esforços presidenciais para evitar a transmissão vertical e enfatizava o comprometimento do país com a busca pela vacina. Contudo, para analistas como Sachs, o incidente foi uma demonstração de que o governo dos EUA não sabia o que fazer em Barcelona, pois ele havia comparecido de antemão à Casa Branca para discutir o orçamento para uma campanha global de enfrentamento da aids, mas encontrou uma "confusão tremenda"(Altman, 2002).

Feachem anunciou, em aclamado discurso na cerimônia de abertura, que o Fundo Global ainda estava longe da meta financeira, mas que estava expandindo a Tarv para mais de 220 mil pessoas nos países da África subsaariana e solicitou doações massivas para o GFATM (Feachem, 2002). Outros palestrantes trouxeram números distintos; para Sachs, os EUA deveriam gastar 3,5 bilhões de dólares anualmente no combate à aids, tuberculose e malária, incluindo 2,5 bilhões de dólares para o Fundo Global. Na cerimônia de encerramento, Clinton lamentou não ter feito mais, na condição de presidente, para enfrentar a epidemia; ele argumentou que a contribuição dos EUA estava longe dos 2 bilhões de dólares a serem fornecidos ao GFATM de acordo com sua porcentagem do PIB, cifra estabelecida na UNGASS. Clinton também denunciou que 2 bilhões de dólares eram menos do que 3% das despesas dos EUA com seu exército e afirmou que, caso as negociações propostas pelas farmacêuticas privadas aos países pobres fossem insatisfatórias, eles deveriam comprar genéricos na Índia.

O apelo por tratamento universal baseava-se nos conceitos propagados por Mann e Betinho, segundo os quais saúde pública e direitos humanos deveriam caminhar juntos. Para os ativistas, a saúde era um direito, uma responsabilidade compartilhada entre governos, sociedade civil e organizações de base. Os mais radicais acreditavam que produtos médicos e científicos eram propriedades da humanidade e não bens a serem comercializados em mercados. Logo, de acordo com o ativismo mais rígido, havia uma necessidade premente de retirar a saúde do encargo da OMC, uma vez que apenas a redução de preços de medicamentos de marca seria uma resposta insuficiente ao problema. Essas propostas refletiam a crescente tendência, principalmente entre os ativistas, de empregar uma necessária abordagem de direitos humanos em programas antiaids. Esse discurso também revelou um debate e uma questão em Barcelona: existia uma ênfase excessiva no tratamento em detrimento da prevenção? O australiano Dennis Altman, que enaltecia o ativismo, fez uma pergunta retórica: onde está o ativismo da prevenção? Ele defendeu que não havia praticamente nenhuma discussão avançada, em Barcelona, sobre como superar os obstáculos à prevenção efetiva, como a oposição religiosa ao uso de preservativos e a persistência da discriminação de gênero (Where is..., 2002). A insistência dos ativistas com o tratamento dava-se porque os grandes doadores e a grande mídia subestimavam essa forma de enfrentar a aids. A BMGF, por exemplo, foi criticada por apoiar preferencialmente as intervenções ligadas à prevenção; os apoiadores do tratamento revisitavam razões conhecidas, como as mortes em massa pela doença, o que tornava praticamente impossível realizar um trabalho preventivo, e o valor do tratamento como ponto de acesso para a diminuição da pobreza. A justificativa era de que a aids atingia com maior frequência famílias pobres, sobretudo homens em idade produtiva, os quais ficavam incapazes de trabalhar, e mulheres jovens, cujas dificuldades faziam-nas recorrer às profissões do sexo, elevando os casos de aids. Piot refutou a falta de infraestrutura em saúde como desculpa para à recusa de tratamento, com a contundente metáfora de que nenhuma nação se recusaria a combater um exército invasor porque alguns especialistas disseram ser mais barato investir em defesas contra futuras invasões (Piot, 2002).

A OMS reforçou a tendência rumo à priorização do tratamento com o lançamento de um projeto. Brundtland fez um discurso em Barcelona com o termo *scaling-up* no título, que significava magnificar uma experiência local exitosa. Em outras palavras, as experiências de países em desenvolvimento, como o Brasil, deveriam ser generalizadas mundialmente, pois seria viável alcançar 3 milhões de pessoas tratadas com ARVs até 2005, com benefícios a 50% dos necessitados. Ainda segundo Brundtland, isso era possível graças a um recente consenso entre agências, governos, doadores e farmacêuticas que superaram dúvidas e oposição. Por exemplo, ela conseguiu convencer membros conservadores do Conselho Executivo da OMS, que anteriormente apenas discutiam a meta e bradavam, em uma reunião, "Prevenção, prevenção, prevenção!". A oposição dentro da OMS também adveio da história recente da agência; o predecessor da norueguesa, Hiroshi Nakajima, aceitou o argumento das empresas privadas de medicamentos para rejeitarem as reduções de preços porque a contribuição da indústria estaria em pesquisa e desenvolvimento – as farmacêuticas poderiam, dessa forma, ficar como meras doadoras de remédios.

Brundtland também fora ambivalente em relação às demandas dos ativistas, como ficou evidente em uma visita a Brasília, em 1999, na qual explicou aos congressistas que a OMS queria conciliar viabilidade comercial com direito ao acesso. Posteriormente, segundo uma declaração dela, o Brasil demonstrava que os suprimentos de remédios deveriam ser feitos com base em necessidade, em vez de terem a produção orientada pela capacidade de pagar; ao mesmo tempo, era avessa aos genéricos e favorecia o preço diferencial patrocinando, junto com a OMC, posicionamento evidenciado em uma reunião na Noruega, em abril de 2000. Após esse encontro, que terminou sem nenhuma recomendação clara, Brundtland apoiou o acesso ao tratamento.

No início de 2002, a OMS lançou as diretrizes *Scaling Up Antiretroviral Therapy in Resource Limited Settings* e *Community Home-Based Care in Resource-Limited Settings: a framework for action* e estabeleceu o Programa de Pré-Qualificação de Medicamentos para simplificar o registro de remédios. O programa incluía ARVs com seus nomes genéricos e suas respectivas marcas e fornecia informações sobre fabricantes desses genéricos – implementava-se a proposta feita por Serra na UNGASS. Embora a OMS não fosse oficialmente uma organização reguladora de medicamentos, ela tornou-se o órgão de união entre as autoridades reguladoras nacionais, contornando a hegemônica Food and Drug Administration (FDA), dos EUA. O programa sofreu críticas da Federação Internacional de Fabricantes Farmacêuticas, que questionou a autoridade da OMS nessa questão e a qualidade dos genéricos indianos. A Cipla e a Ranbaxy, entretanto, ficaram muito satisfeitas; para elas, a decisão significava uma aprovação da agência. Ao CEO da Cipla, isso provou que aderiam às boas práticas de fabricação de maneira equiparada com outras empresas transnacionais privadas. Para as multinacionais farmacêuticas, o programa também representou um revés por ser a primeira vez que a OMS listava versões genéricas de medicamentos ainda com patente. Outra importante decisão tomada pela organização, em 2002, foi criar diretrizes para testes de HIV acessíveis em países pobres, recomendando hemogramas e exame de sinais clínicos de aids no lugar de testes mais caros, aplicados em países desenvolvidos, como os de contagem de células CD4.

Em Barcelona, Brundtland propôs o tratamento de 3 milhões de pessoas em poucos anos. A meta, que partia do pressuposto de apenas casos graves receberem

ARVs – em 2001, somente cerca de 240 mil pessoas obtinham os medicamentos –, recebeu apoio de Bernhard Schwartländer. Ele era ex-diretor do programa de aids da Alemanha e atuava, na época, como epidemiologista-chefe do UNAIDS e diretor do Programa de HIV/aids da OMS. Ambos acreditavam que uma campanha vigorosa seria capaz de solucionar questões como a má adesão, os efeitos colaterais tóxicos e as precárias infraestruturas sanitárias. O cientista alemão era um palestrante eloquente, que recorria a números alarmantes da África para embasar o plano da OMS: a doença estava provocando o declínio da média de expectativa de vida para 40 anos ou menos e, em algumas cidades, a prevalência da aids chegava a 50%. Ele argumentava, em um periódico, que nenhuma sociedade estava imune e elogiava o Brasil por demonstrar que com pouco dinheiro era possível distribuir ARVs às pessoas doentes (Schwartländer *et al.*, 2001). A proposta da OMS foi, em um primeiro momento, recebida com descrença pelos ativistas; eles consideravam-na outro anúncio populista e censuravam as antigas parcerias da agência com as farmacêuticas. Denunciavam também, em Assembleias Mundiais de Saúde anteriores, a oposição de Brundtland às tentativas brasileiras e sul-africanas de aprovar resoluções com base em um índice de preços internacionais para medicamentos antiaids, sob a premissa de tratar-se de um assunto para a OMC. É importante mencionar que o governo brasileiro procurava promover um movimento mais abrangente em favor dos genéricos; nas Assembleias Mundiais da Saúde de 2002 e 2003, os representantes brasileiros salientaram que um terço da população mundial ainda não tinha acesso a remédios essenciais de aids – no Brasil, foi possível baixar os preços em média 40% e priorizar medicamentos genéricos. Enfim, os ativistas e o Brasil concordaram e exigiram um plano concreto de como a OMS alcançaria o objetivo de tratamento de 3 milhões de pessoas até 2005. No ano seguinte à conferência de Barcelona, a organização lançou o plano na 56ª Assembleia Mundial da Saúde, em maio de 2003, a última em que Brundtland atuou como diretora-geral. A reunião acatou a Declaração de Doha e elegeu o coreano Lee Jong-wook como novo diretor-geral.

Lee tornou-se defensor do tratamento da aids e formou uma aliança com o UNAIDS para lançar a iniciativa 3 por 5 – conhecida, em inglês, como 3 *by* 5. O nome era inspirado na meta e no prazo mencionados na palestra de Brundtland, em Barcelona: 3 milhões de pessoas deveriam receber ARVs até 2005. Um lançamento mais formal aconteceu em 1º de dezembro daquele ano; aproveitando o simbolismo do Dia Mundial de Luta Contra a Aids, Lee e Piot lançaram, oficialmente, a iniciativa para as pessoas que necessitavam do HAART. O orçamento necessário para os três anos era de 5,5 bilhões de dólares e o financiamento teve origem no Canadá – maior fornecedor –, na Alemanha, na Suécia, no Reino Unido, nos EUA, nos países-membros da Organização dos Países Exportadores de Petróleo (Opep) e no BM. Estimava-se que 100 mil pessoas no mundo precisassem de treinamento para monitorar a administração dos medicamentos, facilitar o fornecimento de ARVs, modernizar laboratórios e serviços farmacêuticos e supervisionar a resistência aos medicamentos. Outra meta importante era melhorar a participação de organizações de base e de pessoas vivendo com HIV/aids (WHO, 2003a). O primeiro diretor da iniciativa foi o médico e diplomata norte-americano Jack Chow, diretor-geral assistente da OMS encarregado de aids, tuberculose e malária desde o início da gestão de Lee. Anteriormente, Chow havia participado da formação do GFATM. É possível que Lee tenha indicado um norte-americano para assegurar o apoio dos EUA e porque Schwartländer, ex-diretor do Programa de HIV/aids da OMS, havia se transferido para o GFATM. Chow era chefe do dermatologista brasileiro Teixeira, indicado diretor do Programa de HIV/aids da OMS para levar as experiências brasileiras à agência. Entretanto, após alguns meses, Chow e Teixeira não estavam mais na OMS. Em março de 2004, o norte-americano Jim Yong Kim, professor de saúde global da Universidade de Harvard, que já era consultor especial para o diretor-geral, substituiu Teixeira como diretor de HIV/aids. Para uma ONG, o governo dos EUA expressou insatisfação com a indicação de Teixeira à OMS, pois temia que o brasileiro agiria apenas em favor dos genéricos (GIV, 2003). Pouco depois, Chow deixou a agência de saúde. Em 2004 e 2005, Kim assumiu a diretoria da iniciativa, posição proeminente que manteve até 2006, e passaria, anos depois, a presidente do BM. Kim, que tinha uma abordagem de apelo ativista – é cofundador da ONG Partners in Health –, exerceu um papel fundamental para tornar a 3 por 5 uma intervenção carro-chefe da OMS e para elaborar o relatório semestral da agência dedicado à iniciativa (WHO, 2004).

Segundo critério da OMS, o tratamento deveria começar quando a contagem de linfócitos T CD4 de um indivíduo estivesse em 200 células por microlitro de sangue – a faixa de uma pessoa HIV negativo, em geral, fica entre 430 e 1.690. O tratamento para indivíduos com contagem de células CD4 superior a 200 não era recomendado devido aos efeitos colaterais dos medicamentos e aos temores de mutações do vírus que o tornariam resistente aos remédios. A iniciativa 3 por 5 simplificou o regime de tratamento recomendado – de primeira linha – de combinações de remédios, reduzindo-os de 35 para 4, na chamada combinação de doses fixas (CDF) – usualmente, uma pílula por dia em vez de seis. Outras vantagens das CDFs eram redução de custos que proporcionavam, menor risco de erros de medicação e adesão facilitada a regimes mais longos. O medicamento – obtido como genérico de empresas indianas – mais comum era uma pílula única que continha lamivudina (3TC), estavudina e nevirapina, capazes de suprimir temporariamente a replicação do HIV. A pré-qualificação da OMS ganhou força e passou a ser referência científica em ARVs genéricos, ao aprovar, reprovar e retirar das listagens vários medicamentos genéricos; foi reconhecida pelo Fundo das Nações Unidas para a Infância (Unicef, na sigla em inglês), pelo BM, pelo GFATM, pela maioria dos governos europeus, pelo Brasil e pelo MSF, mas não pela norte-americana FDA. A iniciativa ajudou a fortalecer a reputação da Índia como a *farmácia dos pobres*. Para ampliar a capacidade humana de fornecedores de genéricos, o Brasil e o UNAIDS lançaram, em 2004, o Centro Internacional de Cooperação Técnica em Aids para treinar profissionais da saúde em ciência, direitos humanos e gestão clínica. Esperava-se que a 3 por 5 ajudasse a superar a complexa competição por fundos entre as organizações internacionais. Ao final de 2003, uma reunião de organizações multilaterais em Nairóbi abordou a necessidade de *harmonização* e prometeu implementar, em âmbito nacional, o princípio dos "Três-Uns", a saber: uma estrutura consensual de ações pelo HIV/aids, com participação de todos os parceiros; uma autoridade de coordenação nacional de aids; e um sistema consensual de monitoramento em escala nacional.

A iniciativa foi lançada com outras conquistas em 2003. Em primeiro lugar, o presidente sul-africano Mbeki cedeu às pressões e lançou um programa de tratamento baseado em ARVs. Em segundo lugar, graças a um processo movido por irregularidades na Califórnia contra a GSK, a empresa reduziu o preço, nos EUA e no mundo, de seu principal medicamento, o Combivir™ – uma combinação de AZT e 3TC –, em 47%, a um valor que se aproximava do genérico similar da Ranbaxy (Fleck, 2003). Em terceiro lugar, a Clinton Foundation garantiu um acordo com fabricantes de medicamentos genéricos, sobretudo a Ranbaxy e a Cipla, para o fornecimento de ARVs em nações pobres. Em quarto lugar, o Programa de Aids do Brasil recebeu o Prêmio de Saúde Global da BMGF, juntamente a uma quantia de 1 milhão de dólares, pelo desempenho exemplar no combate ao HIV/aids e pela garantia de acesso aos ARVs. É importante observar que, um ano antes, o Brasil reportava metade do número de infecções previsto pelo BM no início da década de 1990; a previsão era de 1,2 milhão de brasileiros no início do século XXI (Nunn, 2010). Além disso, em 2003, cerca de 135 mil brasileiros receberam ARVs gratuitamente, representando todas as pessoas necessitadas. Serra garantiu que o significado de relação custo-benefício estivesse associado à divulgação do prêmio: o tratamento reduzia internações hospitalares e cuidava de infecções oportunistas, com economia, no período de 1997 a 2001, de quase 2,1 bilhões de dólares. Ainda em 2002, Serra ameaçou empregar versões genéricas de ARVs caso as fabricantes dos medicamentos lopinavir (Abbott), nelfinavir (Roche) e efavirenz (Merck) não reduzissem os preços. Até então, o dinheiro gasto pelo governo com esses medicamentos era 63% do orçamento anual do Brasil – 172 milhões de dólares – destinado aos ARVs; nos três casos, houve redução de preços.

O trabalho de Serra com as patentes e a aids foram seus destaques nas eleições presidenciais, ao final de 2002, tratados com dificuldade por seus rivais. Lula, candidato do PT, baseou sua campanha em ataques contra as políticas neoliberais de Cardoso, pelo seu fracasso em reduzir a pobreza, e não mencionou o trabalho com a aids. Para Ciro Gomes, candidato pelo Partido Popular Socialista (PPS), havia uma ênfase excessiva em aids e Cardoso e Serra não haviam investido o suficiente em saneamento básico. No entanto, existia o temor, entre seus partidários, de que Serra poderia perder, apesar de ter sido excelente ministro, porque a maior parcela dos eleitores brasileiros não tinha conhecimento do que era uma patente. A campanha também revelou a persistência do estigma quando o Brasil registrava níveis alarmantes de violência contra gays. O candidato presidencial Anthony Garotinho era abertamente contrário ao casamento entre pessoas do mesmo sexo e o pastor evangélico Carlos William, candidato a deputado em Minas Gerais, culpou Serra por promover "sexo livre e relação homossexual" (Garotinho..., 2002). Esses últimos exemplos indicavam não somente o crescente e perigoso uso da homofobia pelo fundamentalismo religioso para tentar angariar votos em busca de poder – o que seria comum nos anos seguintes –, mas também revelavam que, no Brasil, encontravam-se alguns dos níveis mundiais mais alarmantes de violência impune contra travestis e transexuais. As tentativas no Congresso, lideradas em 2001 pela deputada federal Iara Bernardi (PT/SP), para criminalizar a homofobia acabaram ofuscadas por discussões, audiências públicas, contribuições do Executivo, sem dar resultado por vários anos. Somente em junho de 2019 o Supremo Tribunal Federal (STF) enquadrou a discriminação por orientação sexual e identidade de gênero na lei dos crimes de racismo, pelo menos até que o Congresso Nacional aprove uma legislação específica sobre o tema.

Lula tornou-se presidente em janeiro de 2003, após derrotar Serra, ex-ministro da Saúde. O líder do PT apoiou a política de acesso gratuito aos ARVs de seu antecessor e a iniciativa 3 por 5 da OMS, além das ambições geopolíticas – como a aspiração a membro permanente do Conselho de Segurança da ONU, por exemplo. Contudo, o novo governo mostrou algumas ambiguidades derivadas de sua campanha eleitoral, que teve um discurso moderado para conquistar a confiança de parte do empresariado. Apesar de vencer com uma plataforma de esquerda, Lula manteve as políticas econômicas ortodoxas de Cardoso na esperança de ser possível combiná-las com robustos programas sociais, como o Fome Zero, e um programa de transferência de renda antipobreza, o Bolsa Família, em que famílias pobres receberiam auxílio financeiro mensal se tivessem filhos matriculados na escola e vacinados. As políticas sanitárias foram reforçadas por um militante do PT, o médico Humberto Costa; como ministro da Saúde entre 2003 e 2005, Costa criou a Farmácia Popular, que oferecia medicamentos a preços reduzidos – normalmente genéricos –, apoiou empresas brasileiras produtoras de medicamentos e criou a Empresa Brasileira de Hemoderivados e Biotecnologia (Hemobrás), que padronizou o controle de sangue usado em hospitais. Costa participou na Assembleia Mundial da Saúde realizada pela OMS em 2004, na qual ministros da saúde felicitaram efusivamente a organização pela coragem da iniciativa 3 por 5, mas continuavam pressionando-a por uma perspectiva de direitos humanos nessa proposta, pois os interesses comerciais deveriam ser subordinados ao acesso universal aos medicamentos.

Um eco do prestígio que Lula tinha nas agências foi revelado nas notas pessoais de uma visita de Piot ao Brasil, em setembro de 2004; o médico e pesquisador escreveu:

> A liderança em aids está faltando no hemisfério sul. Harmonizar uma agenda internacional entre os países do sul e capacitá-los a expressar suas necessidades e prioridades é um dos maiores desafios globais. O Brasil é o único país em condições de fazer isso. Cada vez mais aids, desenvolvimento e pobreza estão ligados e o movimento global de aids precisa da voz do sul. (Piot, 2004)

Piot acreditava que o Programa de Aids do Brasil era um modelo para os países em desenvolvimento e até os países industrializados tinham muito a aprender com o Brasil.

Um problema para a continuidade do programa, entretanto, foi o afastamento da diretora de Farmanguinhos, Eloan Pinheiro, que havia sido indicada como coordenadora do programa da OMS para a produção de medicamentos para tratar a aids na África. Essa questão revelou um desafio usualmente encarado por países em desenvolvimento quando começam a receber reconhecimento pelo trabalho em uma área: as agências internacionais buscavam brasileiros para integrarem suas próprias equipes, produzindo uma fuga de cérebros. Assim, Pinheiro fez parte desse processo, o qual teve continuidade nos anos seguintes; seu início foi em 1996, quando Luiz Loures, assessor para aids do MS que participou ativamente da criação do PN-DST/aids, foi trabalhar no UNAIDS em 1996 – inicialmente, como diretor do Escritório Executivo e, posteriormente, diretor associado da Divisão de Europa e Américas e vice-diretor-executivo do Programa Conjunto da agência sediada em Genebra. Um desafio ainda maior dava-se no campo da política: para obter apoio às legislações propostas pelo governo, em um Congresso fraturado, o presidente brasileiro fez acordos com antigos adversários e, ao mesmo tempo que indicava diversos especialistas com orientação social para os cargos de ministros, recrutava políticos de centro que não compartilhavam dessa urgência por reformas sociais. Essas dificuldades ocorreram simultaneamente aos problemas enfrentados pela iniciativa 3 por 5, que não puderam ser solucionados, apesar da ajuda do Brasil.

A iniciativa conquistou progresso por aumentar o número de pessoas tratadas, porém os objetivos alcançados no início de 2004 ficaram aquém do esperado. Para acelerar o trabalho, especialistas do UNAIDS e da OMS viajaram ao Brasil, em setembro de 2004, para aprender como melhorar o processo de aumento de escala. Infelizmente, os conselhos dos brasileiros não bastaram; o Brasil enfrentava problemas por causa da necessidade de adotar novos medicamentos com patente, substituindo os mais velhos e genéricos e criando pressões sobre o orçamento do ministério para continuar tratando os 156 mil pacientes que recebiam ARVs. Ao final de 2004, os resultados parciais da 3 por 5 indicavam 700 mil pessoas tratadas com ARVs em países pobres e de renda média e apenas dez países com taxas de cobertura de medicação acima de 50% (Lee & Piot, 2005). Uma conquista foi a redução das infecções por HIV e das mortes relacionadas à aids na África subsaariana graças à Tarv, bem como da prevalência global da doença, ou seja, a porcentagem de pessoas vivendo com aids começou a se estabilizar. Havia, ainda assim, problemas: as regiões do mundo que já desenvolviam programas avançados foram as mais beneficiadas.

No Caribe e na América Latina, a cobertura aumentou para quase dois terços da população necessitada de ARVs, mas na África subsaariana e no Oriente Médio o cenário era outro: menos de um quinto dos indivíduos que necessitavam de medicamentos de fato os recebeu até junho de 2005. No início do mesmo ano, o sentimento de decepção era patente e existia a impressão, entre os ativistas, de que a expansão do tratamento ocorria muito lentamente nos países mais pobres. Entre os dilemas administrativos não previstos estavam a falta de contrapartidas locais, as disparidades na cobertura de ARVs dentro dos países, a prestação de contas e os precários mecanismos de monitoramento, o pouco conhecimento de regimes de tratamento para crianças vivendo com aids e a sobrecarga de profissionais da saúde. A iniciativa não foi uma porta de entrada para modernizar os sistemas de saúde como alguns ativistas brasileiros e estrangeiros defenderam. Esses problemas aconteciam em um contexto de sistemas sanitários frágeis, solapados por décadas de ajustes estruturais, parcos financiamentos, privatizações promovidas por políticas neoliberais e diversas emergências sanitárias competindo por atenção, incorporadas justamente a sistemas de saúde fragmentados. Para complicar ainda mais, havia o esgotamento dos doadores desencadeado em países ricos – onde a aids deixava de ser uma sentença de morte, tornando-se uma infecção crônica tratável –, dificultando a renovação da assistência financeira. O principal problema foi a insuficiência de contato da iniciativa com o restante dos sistemas de saúde. Como resultado, em muitos países os programas acirraram conflitos burocráticos internos e, em oposição às intenções de seus organizadores, os ARVs tornaram-se uma panaceia.

Em Genebra, um desafio técnico considerável foi a compra e aprovação de medicamentos por parte da OMS. O prestígio da iniciativa ficou comprometido, em setembro de 2004, quando a OMS retirou cinco genéricos indianos de sua lista, com a descoberta de serem menos eficazes do que os originais patenteados. A decisão suscitou críticas do programa da OMS e causou confusão nos ministérios da Saúde que, repentinamente, tiveram que migrar para outros regimes medicamentosos (Fleck, 2004). A tensão com fornecedores de medicamentos genéricos também se instaurou. Segundo representantes da OMS e do UNAIDS, após reunião com os CEOs da Ranbaxy, os indianos só estavam interessados em PPPs que tivessem visibilidade, esperavam gerar lucros com compras em massa e delicadamente recusaram solicitações de doação de medicamentos (Email..., 2003). Outro contratempo para a iniciativa foram os limites difusos entre as farmacêuticas transnacionais privadas e as empresas indianas de genéricos. Essas companhias vendiam ingredientes farmacêuticos ativos para empresas privadas do ramo, tinham fábricas nos EUA, valorizavam a aprovação da FDA e competiam acirradamente entre si. Na condição de farmacêuticas privadas, ajustavam seus modelos de negócios ao estabelecerem alianças com fabricantes de genéricos e criarem suas próprias unidades de genéricos em países em desenvolvimento. A ética das fabricantes indianas de genéricos também foi questionada. O preço dos ARVs para o governo da Índia – que só começou a distribuir esses medicamentos em 2004 e não modificou uma lei de criminalização da homossexualidade – era superior ao oferecido pelas empresas de genéricos aos países africanos; além disso, menos de 2% dos indianos necessitados receberam a medicação. Apesar de, em 2005, a Índia ser a quarta maior produtora de medicamentos de prescrição obrigatória por volume, o futuro das empresas indianas de genéricos era incerto.

Após 2005, o governo, liderado pelo primeiro-ministro Manmohan Singh, conhecido por seu posicionamento alinhado aos EUA, modificou a lei de propriedade intelectual nacional para proteger as patentes detidas por farmacêuticas transnacionais, prejudicando a engenharia reversa que havia sido a base do sucesso da Cipla. Ficou difícil produzir a versão genérica da segunda e terceira gerações de ARVs com menos efeitos colaterais, dadas as patentes restritivas e os preços elevados. Esses problemas puseram em xeque o desejo da iniciativa, e do Brasil, de manter um equilíbrio entre a produção de genéricos e a negociação de preços baixos para medicamentos de marca. A esperança de usar o tratamento como ponto de acesso para o fortalecimento dos sistemas de saúde com base na APS também ficou para trás.

Um relatório otimista sobre a iniciativa, de meados de 2005, tentava comemorar as cerca de 300 mil mortes evitadas – confirmadas pela boa adesão a prolongados regimes medicamentosos –, enaltecia o aumento no número de profissionais da saúde treinados para distribuir ARVs e, com orgulho, anunciava a pré-qualificação de 81 medicamentos para HIV/aids pela OMS. Entretanto, até mesmo seus apoiadores mais leais sabiam que a iniciativa não alcançaria seus objetivos. Ao final de 2005, estas foram suas conquistas: 1,3 milhão de pessoas recebiam medicamentos nos países em desenvolvimento – aproximadamente 20% das que precisavam dos remédios –; 18 países alcançaram ou superaram suas metas para ARVs; e maior visibilidade de intervenções baratas para prevenir a transmissão vertical (WHO, 2005; UNAIDS, 2002). Para lidar com o fracasso, a OMS e o UNAIDS atribuíram outro significado à campanha, afirmando que, na verdade, pretendia-se que houvesse uma espécie de etapa intermediária rumo à meta de acesso universal ao tratamento para HIV. O prazo não era o objetivo real; a UNGASS sobre HIV/aids, em 2006, valeu para o adiamento da meta para 2010. A reunião, realizada quando Annan estava prestes a aposentar-se, não estabeleceu nenhum comprometimento financeiro claro; nem todos concordavam. Em uma carta para mais de 24 mil participantes da XVI Conferência Internacional de Aids em Toronto, no Canadá, em agosto de 2006, Teixeira afirmava que era urgente tomar "medidas extremas" para retomar e intensificar a mobilização política e o ativismo internacional que deram impulso à 3 por 5 (Paulo..., 2006). Após participar da conferência em Toronto, o editor da revista The Lancet lamentou o desperdício da oportunidade de criar um grande plano de acesso universal (Altman, 2006). Posteriormente, o objetivo passou a ser alcançar, com ARVs, 15 milhões de pessoas vivendo com HIV em 2015. No fim, não houve uma avaliação do que havia dado errado.

Para os críticos, a 3 por 5 foi um fracasso. Na revista The Economist, um redator declarou, de modo contundente: "A tão aclamada Iniciativa (...) parece ter sido pulverizada da história" (Spin Doctors..., 2005). Na The Lancet, a culpa por um fracasso histórico recaiu sobre a OMS: "2005 ficaria na lembrança mais por seu registro de 3 milhões de mortes e quase 5 milhões de novas infecções do que pelas 300 mil vidas salvas" (Maintaining..., 2005: 1828). O artigo lamentava que 40 milhões de pessoas ainda viviam com a doença, o dobro do número de indivíduos em 1995. Para outros, defensores do neoliberalismo que gostavam de reduzir as iniciativas governamentais à mínima expressão, a incapacidade da iniciativa de prever os recursos financeiros necessários foi um exemplo de má gestão por parte das agências multilaterais. Segundo os críticos, a ênfase excessiva na redução de preços de remédios assustou as farmacêuticas privadas. Opiniões semelhantes eram compartilhadas por pessoas de destaque associadas à aids; o virologista francês Luc Montagnier, laureado com o Nobel de Medicina ou Fisiologia em 2008, lamentou que o movimento contra as patentes estivesse aniquilando a pesquisa. No entanto, a também virologista Françoise Barré-Sinoussi, discípula de Montagnier – com quem dividiu o Nobel –, comemorou a decisão do Brasil relacionada aos medicamentos genéricos. Os obstáculos à iniciativa eram predominantemente políticos. Muitos países signatários das declarações da UNGASS e de Doha não criaram uma legislação que protegesse os direitos das pessoas vivendo com HIV, punisse a violência contra mulheres, gays e imigrantes e descriminalizasse o trabalho sexual. Desse modo, em muitos lugares, trabalhar com ONGs tornou-se uma tarefa quase impossível. Além disso, as empresas farmacêuticas e o governo dos EUA insistiam em criar obstáculos ao uso dos genéricos. Uma documentação citada nos artigos de Piot indica que para as autoridades estadunidenses, o GFATM e a OMS eram problemáticos e a iniciativa 3 em 5 era um despropósito. Em janeiro de 2004, Kim queixou-se a Piot de que quase não havia interesse, por parte do Congresso dos EUA, em financiar a iniciativa.

Em nota preparatória para uma conversa, em março de 2004, entre Piot e Thompson – diretor do Fundo Global entre 2003 e 2004 –, esperava-se que o norte-americano argumentasse que os EUA haviam feito o suficiente para o GFATM e era preciso buscar doações europeias, ou criticasse a iniciativa 3 por 5 pela falta de um "plano de negócios" (UNAIDS Executive Office, 2004a). Em Genebra, durante uma reunião para discutir a iniciativa, um representante da OMS não identificado indicou os EUA como o "principal obstáculo" que havia "demonstrado uma hostilidade sem precedentes em relação à OMS". Piot, incomodado, enviou um memorando para Annan, em junho de 2004, descrevendo uma reunião do Conselho do Fundo Global em que indivíduos, cujos nomes não foram divulgados, execraram a 3 por 5 como um "grande erro" da OMS (UNAIDS Executive Office, 2004b). Esses comentários surgiram quando o Departamento de Saúde e Serviços Humanos dos EUA mantinha uma relação estremecida com ativistas e cientistas ligados à aids. O governo Bush cortou o auxílio para a XV Conferência Internacional de Aids, de 2004, em Bangkok, na Tailândia, fornecendo apenas 500 mil dólares e enviando 50 cientistas norte-americanos – em comparação com 3,6 milhões de dólares e 236 pesquisadores e profissionais na reunião anterior, realizada em Barcelona, em 2002 (Kaiser, 2004) –; os ativistas criticaram a atitude como uma decisão política. Alguns pesquisadores apoiaram o governo por acreditarem que essas reuniões estavam cada vez mais dominadas por celebridades e ativistas ambiciosos, com pouca consideração pela prática da boa ciência. No caso das celebridades, havia um comprometimento errático com a causa da aids.

Em parte, como resultado do embate entre organizações das ciências médicas e a IAS, surgiram eventos essencialmente científicos e clínicos, como a Conferência da IAS sobre Patogênese e Tratamento do HIV. Na realidade, o primeiro desses eventos ocorreu em 2001, em Buenos Aires; para evitar redundância com a Conferência Internacional de Aids, as conferências seguintes sobre a patogênese do HIV foram realizadas em anos ímpares. Assim, a 2ª Conferência sobre Patogênese e Tratamento ocorreu em Paris, em 2003, a 3ª Conferência no Rio de Janeiro, em 2005 e a 4ª em Sidney, em 2007. As críticas à iniciativa coincidiram com o ressurgimento das respostas técnicas e a despolitização da aids, responsáveis por afastar os ativistas e exaltar uma elite de especialistas. Essa tendência fortaleceu-se com a presença de uma nova agência bilateral norte-americana que eclipsou as multilaterais.

## PEPFAR

O Discurso sobre o Estado da União, pronunciamento anual do presidente dos EUA ao Congresso, realizado por George W. Bush em janeiro de 2003, surpreendeu a muitos, pois ele havia lançado poucas iniciativas em saúde global até então. Ele solicitou 15 bilhões de dólares para o combate à aids pelos cinco anos seguintes em 14 países com 50% dos casos de aids – África do Sul, Botsuana, Costa do Marfim, Etiópia, Guiana, Haiti, Moçambique, Namíbia, Nigéria, Quênia, Ruanda, Tanzânia, Uganda e Zâmbia. A proposta foi desenvolvida por Gary Edson, ex-chefe do Escritório do Representante do Comércio dos EUA; Anthony Fauci, experiente diretor do Instituto Nacional de Alergia e Doenças Infecciosas (NIAID, na sigla em inglês), parte integrante dos Institutos Nacionais da Saúde (NIH, na sigla em inglês) – rede de institutos e centros que constituem a grande agência de pesquisas em saúde dos EUA, um dos polos mais proeminentes do mundo –; e Mark Dybul, que trabalhava com Fauci no NIAID, entre outros. Eles organizaram reuniões sob um véu de sigilo, a fim de evitar confrontos interagências, e porque suspeitavam que o ativismo não ajudaria a sua causa. No entanto, havia ceticismo na ala executiva dos EUA; o Escritório de Administração e Orçamento solicitou uma avaliação do plano, em meados de novembro de 2002, por um conselho formado por Peter Mugyenyi, médico de Uganda, e Paul Farmer, conhecido ativista norte-americano da Partners in Health e professor da Universidade de Harvard. Eles concordaram e o plano foi concretizado: em maio de 2003, o Congresso dos EUA aprovou uma lei que determinava um novo comprometimento bilateral que criou o Plano de Emergência do Presidente para o Alívio da Aids (PEPFAR, na sigla em inglês). O financiamento começou com 2 bilhões de dólares no ano fiscal de 2004, com elevações a partir de então. As alocações orçamentárias exigiam 55% da verba do PEPFAR para tratamento, 15% para cuidados paliativos, 10% para o apoio a órfãos e crianças e 20% para prevenção. Os fundos deveriam ser usados com um conjunto de métricas que possibilitava a prestação de contas. As metas incluíam a prevenção contra 7 milhões de novas infecções por HIV, tratamento com ARVs para 2 milhões de pessoas e assistência a 10 milhões de pessoas (Jennifer, Taykman & Lutz, 2011).

A aprovação do PEPFAR aconteceu graças a uma negociação bipartidária de congressistas comprometidos com o enfrentamento da aids, como os senadores republicanos Bill Frist e Richard Lugar, o deputado republicano Henry Hyde, o senador democrata Joseph R. Biden e os deputados democratas Tom Lantos e Richard Durbin. Eles ocupavam posições fundamentais: Frist foi líder majoritário do senado, Lugar foi membro do Comitê do Senado em Relações Exteriores, Biden um democrata sênior desse comitê, Hyde integrante do Comitê da Câmara em Relações Internacionais e Lantos pertencente à bipartidária Comissão de Direitos Humanos da Câmara dos Deputados dos EUA. A iniciativa também teve apoio de fora dos EUA, como da ONG internacional Health GAP Coalition e do primeiro-ministro britânico Tony Blair. A aprovação do PEPFAR derrotou o senador Don Nickles, diretor do Comitê Orçamentário, que alegava não ser possível o governo federal arcar com essas despesas, e outros parlamentares conservadores que tentaram implantar uma recomendação de prevenção limitada à abstinência.

Em 2004, discutiu-se a adição de outro país à seleta lista dos 14 já mantidos como foco do PEPFAR. Piot tentou, sem sucesso, convencer os norte-americanos de que deveria ser Índia, China ou Rússia, onde a situação da aids era dramática. A Índia tinha mais de 5 milhões de pessoas infectadas, a Rússia registrava as maiores taxas de disseminação do vírus no mundo, provocada pelo uso de drogas injetáveis, e o mesmo modo de transmissão representava metade dos casos na China. Por fim, a decisão da Casa Branca foi incluir o Vietnã; China, Índia e Rússia ficaram de fora, pois o governo norte-americano considerava que esses países seriam capazes de cuidar de seu próprio povo. Outro motivo de relutância da administração essencialmente conservadora de Bush era adotar o método padrão para diminuir a incidência de aids entre usuários de drogas injetáveis, isto é, a troca de agulhas, visto que essa forma de transmissão era significativa nesses países – e no Brasil (Bastos, 1995). Além disso, o estilo de auxílio bilateral dos EUA era ajudar os aliados políticos, ação complicada nos casos da China ou da Rússia. A decisão contribuiu para uma ideia presente em organizações internacionais, com impacto no Brasil: a de que países de renda média, apesar da gravidade da pobreza em algumas regiões e da aids internamente, não deveriam ser prioridade de auxílio estrangeiro. Analogamente, as farmacêuticas transnacionais acreditavam que a aids no Brasil não era grave o suficiente para constituir uma emergência nacional, segundo a Declaração de Doha, de 2001. Ainda, achavam que seu governo não tinha base para ignorar os direitos de propriedade intelectual e era um erro estabelecer comparações entre Brasil e países africanos, pois o Brasil não precisava de preços subsidiados de ARVs.

Havia no PEPFAR, implicitamente, uma mescla complexa de motivações ideológicas, políticas e humanitárias catalisadas no conceito cristão de *compassionate conservatism* – em português, seria conservadorismo solidário. Criada por Michael J. Gerson, redator dos discursos do presidente, essa concepção corroborava o tratamento das pessoas vivendo com aids sem condená-las com fundamentos morais, como o fizeram os conservadores no início da década de 1980 (Gerson, 2007). O conservadorismo solidário também era promovido por evangélicos que recebiam atenção do presidente Bush, como o filho de Billy Graham, o reverendo Franklin, dirigente de uma organização humanitária chamada Samaritan's Purse. Embora o termo agradasse à direita religiosa, ele carregava uma conotação ideológica. Uma versão neoliberal renovada, sustentada por governos de centro-direita, afirmava que o altruísmo educaria as pessoas vivendo com HIV em relação aos valores tradicionais da família. Grupos com conexões religiosas, considerados mais eficazes do que ONGs formadas por ativistas, reforçaram ideias neoliberais anteriores sobre a pobreza e a doença, ou seja, a premissa de que o pobre é responsável pela miséria e o doente é vítima de sua conduta, assim como o pecado é uma responsabilidade individual – as pessoas necessitavam, portanto, mudar seus estilos de vida. O papel do governo federal era fornecer fundos limitados e angariar doações de caridade de organizações privadas.

Uma motivação prática para o conservadorismo solidário foi a tentativa de Bush de conquistar o segundo mandato nas eleições de 2004, com sua campanha lançada oficialmente em maio de 2003. Foi escolhida uma intervenção – a aids – implementada de maneira bilateral, agradando aos CEOs de poderosas empresas, cuja evidente preferência era por um conservador em matéria fiscal na Casa Branca. A alternativa nas eleições seria o democrata John Kerry, que os empresários acusavam de estar disposto a aumentar as despesas com programas de seguridade social internos e trabalhar com agências multilaterais. O PEPFAR também avivou a imagem internacional de Bush, em 2003, quando tropas norte-americanas invadiram o Iraque usando bilhões de dólares em operações militares, apesar dos protestos globais antiguerra. É importante também contrastar o orçamento do PEPFAR, de 15 bilhões de dólares, com o gasto militar. No início de 2004, o secretário de Defesa, Donald H. Rumsfeld, solicitou um aumento de 7% nas despesas militares, chegando a 395 bilhões, e esperava-se que fizesse outra solicitação de mais dinheiro para as operações militares no Iraque. Devido à guerra, a diplomacia entre os EUA e os países europeus – com exceção da Espanha e do Reino Unido, que apoiaram a invasão – ficou estremecida. O PEPFAR foi usado para demonstrar que os EUA não estavam apenas dedicados a usar armas para combater o terrorismo no Oriente Médio. Fortalecendo o conceito de securitização da aids, o plano representou, para o governo Bush, uma ferramenta contra o terrorismo, porque a aids estava, segundo ele, transformando muitos países pobres em terreno de terroristas. Além disso, após os ataques no sistema de transporte de Londres, em 2005, Bush defendeu que o PEPFAR atuava para promover uma "sociedade solidária", alternativa à "ideologia totalitária" de "assassinos" que odiavam a "liberdade". Como resultado, a securitização da aids ganhou um novo significado: não serviria apenas para proteger os países ricos de infecções provenientes de nações pobres, mas para intervir preventivamente no controle da origem das ameaças a esses países. Com efeito, Bush valorizou o PEPFAR como parte de uma tradição missionária de seu país, comparando-o ao Plano Marshall, implementado depois da Segunda Guerra Mundial, e às Forças de Paz, promovidas pelo presidente Kennedy na década de 1960. Nas palavras do presidente, o PEPFAR ajudaria a acabar com a pobreza, o terrorismo e a aids (Bush, 2005).

As novas associações entre aids e segurança descartavam as abordagens baseadas em direitos defendidas pelos ativistas. Ao mesmo tempo, a ONU perdia o status de líder do controle da doença. A agência não organizou uma reunião significativa sobre a aids após a saída de Annan, em outubro de 2006. O novo diretor, Ban Ki-moon, era um experiente diplomata sul-coreano, porém não detinha o carisma de seu antecessor; ele lutava para exprimir o drama moral expresso com naturalidade nos discursos de Annan. A então discreta atuação da ONU foi útil para a abordagem de Bush, que favorecia as agências bilaterais em detrimento das multilaterais.

As motivações econômicas do PEPFAR tornaram-se evidentes quando autoridades norte-americanas divulgaram que o plano usaria medicamentos produzidos por farmacêuticas privadas, deixando de lado os genéricos e o Programa de Pré-Qualificação de Medicamentos da OMS. Dessa forma, o PEPFAR subsidiou empresas transnacionais ao lançar mão de medicamentos de marca. Em julho de 2003, cinco semanas após Bush assinar a lei que viabilizava o PEPFAR, Randall Tobias, ex-CEO da farmacêutica Eli Lilly e importante colaborador do Partido Republicano, foi indicado para o cargo de diretor da agência. Antes de a indicação de Tobias ser confirmada pelo Congresso, em outubro de 2003, ele afirmava que suas conexões com empresas farmacêuticas não eram um conflito de interesses, pois poderiam ajudá-lo a negociar preços mais baixos para ARVs, e reiterava uma ideia cara ao setor farmacêutico privado: o principal obstáculo para a distribuição de medicamentos na África subsaariana era a falta de infraestrutura sanitária. Uma piada propagada nos corredores do UNAIDS dava conta de que o acrônimo da nova agência bilateral significava, na verdade, Purchasing

Expensive Pharmaceuticals From American Retailers – em português, seria Compra de Fármacos Caros de Varejistas Norte-Americanos (Pisani, 2008).

Finalmente, em 2005, a direção do PEPFAR concordou em usar genéricos, porém eles precisariam ser submetidos a um complexo processo controlado pela FDA. Tobias ocupava uma posição de poder em Washington D.C.; reportava-se diretamente ao Secretário de Estado, Colin Powell, e não ao diretor da USAID, na qual programas de assistência à aids financiados pelos EUA eram gerenciados anteriormente. O PEPFAR foi concebido como um órgão interagências que coordenaria o Departamento de Saúde e Serviços Humanos, a USAID, o Departamento de Defesa e as Forças de Paz. Tobias garantiu que a maior parte do financiamento auxiliaria as organizações norte-americanas que trabalhassem em âmbito internacional, em vez de canalizar recursos para agências multilaterais, apesar das preocupações com a redundância e a fragmentação do trabalho com a aids realizado mundialmente. Finalmente, depois de algum atraso, o PEPFAR forneceu recursos financeiros para o GFATM, porém o governo Bush condicionou o apoio aos resultados claros, à intervenção dos maiores doadores nas decisões e à transparência na gestão (McDonald, 2003). Em se tratando de OMS e PEPFAR, estabelecer uma relação de trabalho foi mais difícil. Um jornal norte-americano descreveu a rivalidade entre ambas as organizações como uma "disputa entre medicamentos de marca *versus* genéricos" (Reeler & Saba, 2004).

O PEPFAR trouxe consigo, mais uma vez, as prioridades das empresas farmacêuticas e solapou a confiança nos medicamentos genéricos. Doações e discursos anteriores sobre responsabilidade social corporativa e participação em PPPs permitiram que as empresas restaurassem sua imagem e tivessem como alvo principal a ampliação de seus poderes. Embora os fabricantes de genéricos capitaneassem uma porção substancial do mercado voltado ao HIV, as farmacêuticas transnacionais tinham um portfólio com diversos produtos e utilizaram argutas táticas de *marketing*, de modo a influenciar médicos para que prescrevessem seus medicamentos em países de renda média, como o Brasil. Ademais, as empresas de genéricos tinham pouco poder político; Segundo uma ONG, as farmacêuticas privadas concentravam, em 2005, o *lobby* mais poderoso de Washington D.C., apoiando candidatos democratas e republicanos, e exerceram um papel importante na formação do PEPFAR (Email da Aids..., 2005). Além de dar suporte ao plano, o *lobby* que apoiava a administração Bush promovia acordos comerciais bilaterais com limites em licenciamento obrigatório e proteções *evergreening* – revisões secundárias e frequentemente irrelevantes de medicamentos previamente patenteados.

O MSF estava convencido de que esses acordos criavam obstáculos ao acesso a novos medicamentos para enfermos resistentes aos medicamentos de primeira linha e foram parte de uma campanha mundial norte-americana para barganhar direitos de quebra de patentes em troca de acordos comerciais. Chirac alegou que os EUA pressionavam países pobres a não utilizarem seus direitos de fabricação de genéricos em táticas equivalentes à extorsão. Por sua vez, Annan fez uma crítica aos EUA em vários de seus discursos, afirmando que era feito muito alarde sobre o terrorismo e as armas de destruição em massa, mas não ficava clara a posição do país na luta contra uma epidemia como a aids, causadora de milhões de mortes. As queixas não resultaram em nada; após a criação desses acordos bilaterais, as empresas de genéricos de ARVs da Índia relegaram o mercado de países pobres a segundo plano e as agências internacionais voltaram a direcionar esforços às reduções de preços de medicamentos de marca. De modo geral, as farmacêuticas privadas aceitaram a Declaração de Doha, porém concentraram-se em questionar o seu artigo sexto, solicitando mais esclarecimentos da OMC. O artigo permitia licenças compulsórias para a produção nacional de remédios, mas não era claro com relação à importação paralela de genéricos. Governos de países ricos e farmacêuticas adiaram por anos uma decisão da OMC acerca do parágrafo sexto, prejudicando países pobres – com poucos recursos de fabricação para produzir remédios – ou temerosos de retaliações econômicas, caso importassem medicamentos mais baratos.

Em setembro de 2003, na 5ª Conferência Ministerial da OMC, realizada em Cancún, no México, não houve consenso, mas os participantes estabeleceram salvaguardas para evitar a revenda de medicamentos mais baratos para países desenvolvidos, com medidas como o uso de embalagens distinguíveis por formato e cor daquelas vendidas para lucro em outros mercados. A Conferência Ministerial de 2005, em Hong Kong, criou critérios rígidos que exigiam tanto do exportador quanto o importador o cumprimento de todas as regulamentações legais de licenças compulsórias. Portanto, a capacidade dos países em desenvolvimento de produzir genéricos foi minada. Para a Oxfam, ainda que as farmacêuticas tivessem preços escalonados para medicamentos, a política era inconsistente; elas esperavam receber ajuda de fundações e tinham advogados prontos para levar países pobres aos tribunais no intuito de proteger seus privilégios (Oxfam, 2007). Assim sendo, impediu-se a implementação do acesso total aos ARVs. As atividades de licenciamento compulsório diminuíram acentuadamente na maioria dos países de renda média e alta após 2006. Além disso, UE e EUA colocaram em vigor a nova Força-Tarefa Internacional Anti-Contrafação de Produtos Médicos, com o objetivo de proteger medicamentos de marca e deslegitimar produtos considerados abaixo do padrão – uma referência vaga que incluía genéricos –, e criaram controles rigorosos para vazamentos de remédios patenteados nos mercados de países ricos.

Ao final de 2006, autoridades dos Países Baixos confiscaram uma carga de ingrediente farmacêutico ativo que seria usada em um medicamento genérico, a losartana, remédio para pressão alta produzido pela Merck, na rota da Índia para o Brasil. Após uma breve negociação, o carregamento foi enviado de volta para a Índia. Não se tratava de um evento isolado; as autoridades neerlandesas apreenderam um número significativo de remessas indianas em trânsito pela Europa, alegando as regulamentações de propriedade intelectual da UE. A nova onda de preocupações das farmacêuticas privadas surgiu com um ataque às agências que precederam o PEPFAR. Um livro de autoria de James Chin, epidemiologista norte-americano que trabalhara com a aids na OMS desde o final da década de 1980, intitulado *The Collision of Epidemiology with Political Correctness*, atacava o UNAIDS, acusando-o de exagerar o potencial de disseminação do HIV na população geral (Chin, 2006).

Prevenção também era outro tópico polêmico. O PEPFAR favorecia governos e ONGs religiosas dispostas a seguir as diretrizes do ABC: *abstinence* – abstinência –, *be faithful* – fidelidade –, *condoms* – uso de preservativos. A receita afastou comunidades e indivíduos propensos à infecção, como gays, jovens casais não casados, profissionais do sexo e usuários de drogas injetáveis. O ABC também estava relacionado à reintrodução, por Bush, da Lei Global da Mordaça – criada por Ronald Reagan, em 1984 –, isto é, uma proibição de os fundos governamentais dos EUA apoiarem qualquer organização estrangeira que justificasse o aborto ou mesmo considerasse a possibilidade como parte das intervenções em saúde reprodutiva sexual, o que levou ao término do financiamento de milhões de dólares para clínicas de planejamento familiar no mundo todo. O PEPFAR chegou a permitir que grupos religiosos ignorassem o C, pois consideravam a promoção do uso de preservativos um convite à promiscuidade, e toleravam o questionamento da eficácia dos preservativos – posteriormente, políticos reacionários, como Jair Bolsonaro, no Brasil, apoiariam somente a letra A, de abstinência. Em seus discursos, Bush ignorava as boas práticas do Brasil em prevenção e elogiava Uganda, onde o governo empregava, sobretudo, medicamentos de marca e, com o apoio de líderes religiosos conservadores, promovia a abstinência sexual e a fidelidade conjugal. O ABC fez com que ativistas e governos progressistas temessem o declínio das respostas à aids com base em abordagens de direitos humanos. Eles resistiram.

## RESISTÊNCIA

A XV Conferência Internacional de Aids, em Bangkok, tornou-se palco de confrontos no tocante às tendências de enfrentamento da aids. Ativistas protagonizaram protestos agressivos durante diversas sessões, incluindo uma interrupção ao discurso de Tobias por suas recomendações de prevenção e sua preferência por medicamentos patenteados. Segundo os ativistas, o número de indivíduos vivendo com aids em tratamento regular com genéricos poderia ser quatro vezes maior se o PEPFAR adotasse outra política. Visivelmente incomodado, o diretor do PEPFAR tentou explicar que os EUA estavam gastando muito mais do que qualquer outro doador. Essa alegação foi contestada; os países europeus, via de regra, eram os doadores mais importantes do mundo.

A OMS, o GFATM e o UNAIDS não julgaram as políticas preventivas do PEPFAR, nem seu favoritismo em relação às farmacêuticas privadas, assim como não criticaram sua preferência pelo auxílio bilateral em detrimento do multilateral. Para eles, o órgão norte-americano representava uma oportunidade de obtenção de fundos para tratamento. Exceções a isso eram aos ativistas brasileiros e Stephen Lewis, enviado especial da ONU para a aids na África. Como porta-vozes do ativismo, eles reprovaram as políticas ABC do PEPFAR, que agravaram a escassez de preservativos e ditaram o conservadorismo como resposta à epidemia. O GFATM não confrontou o PEPFAR, pois estava imerso em seus próprios problemas: em 2005, reteve pagamentos para a Ucrânia por má gestão, suspendeu uma vultosa doação para Uganda devido a falhas em contabilidade e duvidava se teria recursos financeiros suficientes em curto prazo. Os líderes do GFATM tinham esperança de atenuar essas preocupações com a ajuda dos EUA. Paralelamente, as agências multilaterais relegaram o princípio dos "Três-Uns" ao esquecimento, o qual apelava para a harmonização das atividades dos doadores. Embora muitas organizações alegassem trabalhar conjuntamente com o PEPFAR, o órgão bilateral norte-americano, não raro, entrava em desacordo com os projetos do GFATM, do UNAIDS e da OMS ligados à compra e distribuição de medicamentos.

Na ocasião do encontro na Tailândia, cientistas médicos, a IAS, empresas farmacêuticas e agências bilaterais pretendiam conter os protestos. Para os ativistas, pelo contrário, a reunião era uma oportunidade de confrontação, de fazer barulho. Eles invadiam sessões plenárias e cerimônias para acusar organizações oficiais de obtenção de lucro ou conivência com a morte de pessoas vivendo com aids e criticavam os organizadores pelas taxas de inscrição exorbitantes, com as quais membros de ONGs de países pobres ficaram impossibilitados de arcar – isso resultou na criação de uma área paralela à conferência denominada Vila Global, dedicada principalmente aos membros de ONGs. No entanto, o ativismo dividia-se porque alguns grupos preferiam atenuar as críticas e tentar estabelecer um diálogo com as empresas.

No caso do Brasil, a conferência revelou uma antiga dissidência entre ativistas e governo. As ONGs brasileiras distribuíram, em Bangkok, um manifesto que comemorava o progresso obtido no país, porém lamentava o fato de o número de novos casos ser ligeiramente superior ao total de pessoas recebendo medicamentos. O documento exigia que as autoridades brasileiras melhorassem a qualidade dos serviços de saúde, solucionassem a constante falta de testes e medicamentos para doenças oportunistas, protegessem os direitos de pessoas HIV positivo e ampliassem a prevenção para populações vulneráveis (Anaids, 2004). Para os ativistas, fazia-se necessário revigorar um movimento mais amplo de justiça social e econômica em prol do acesso universal a outros medicamentos, acesso total a equipamentos seguros de injeção e sistemas de saúde mais sólidos, baseados em saúde sexual e reprodutiva. Antes da reunião em Bangkok, ex-representantes governamentais e ativistas reclamaram que o MS do Brasil estava retardando a negociação por redução de preços e promoção de genéricos. Eles exigiam que Lula decretasse as licenças compulsórias dos ARVs sob patentes, os quais oneravam cada vez mais o orçamento do MS, e que o ministério investisse pesadamente nos laboratórios estatais, tendo em vista o risco real de um programa financeiramente insustentável. Alguns membros do alto escalão pensavam diferente; conforme acreditavam funcionários do MS, as licenças voluntárias deveriam ser prioridade e o licenciamento compulsório não seria uma solução de longo prazo; se o governo não fosse comedido nessas licenças, poria a perder a boa reputação de suas políticas ligadas à aids. Para as farmacêuticas, isso não era o suficiente; elas achavam que Lula queria aniquilar as empresas privadas nacionais do ramo com a sua política de contenção de preços (Oliveira, 2006).

O debate seguiu em um confronto entre as exigências da USAID – relacionadas ao PEPFAR – e o Brasil. As agências dos EUA exigiam que os beneficiários assinassem um compromisso contra a prostituição, sob a premissa de que a atividade exacerbaria a epidemia, apesar de tais atitudes discriminatórias serem contraproducentes no combate à aids. Eles também não financiavam programas de troca de agulhas, mesmo com provas de essas intervenções evitarem a disseminação do HIV entre usuários de drogas injetáveis. Em 2005, o presidente Lula recusou 40 milhões de dólares da USAID, em protesto contra a exigência de assinar um termo antagônico à prostituição. A legislação do Brasil – por meio da portaria n. 397, de 2002, que aprovou a publicação da versão mais atual da Classificação Brasileira de Ocupações, do Ministério do Trabalho e Emprego – reconhecia trabalho sexual como profissão e o Programa Nacional de Aids tinha alianças com profissionais do sexo. Em discussões anteriores acerca das doações da USAID, os brasileiros conseguiram retirar os termos abstinência e fidelidade do texto final, porém negociadores dos EUA insistiam na cláusula sobre prostituição. Chequer, que mais uma vez era diretor do Programa de Aids brasileiro, criticou o governo estadunidense por pregar a abstinência sexual (Pedro Chequer..., 2005). Para os ativistas, os EUA estavam fazendo a mesma coisa em outros países, perseguindo e pressionando as nações que ousassem desafiar o ABC ou quebrar uma patente. Isso integrava uma contenda internacional; para os congressistas estadunidenses, o Brasil inflamava esse confronto com os EUA para continuar "usurpando" a propriedade das empresas farmacêuticas. Além disso, nos EUA, trinta grupos conservadores reunidos em uma rede chamada Family Action denunciaram o GFATM por eleger Asia Russell, membro do Health GAP, para seu conselho – Russell acreditava que o ABC era uma "prevenção do tipo charlatanismo" –, e descreveram o Fundo Global como um grupo dedicado a uma agenda contrária à política dos EUA (Family..., 2006).

O confronto ocorreu quando o Brasil vivenciava o paradoxo de ser enaltecido pelo progresso no combate à aids e ter que lidar com a crescente magnitude de tarefas pendentes para manter seus programas. Esse paradoxo criou uma complacência entre representantes do governo. De maneira mais genérica, fazia parte da incapacidade de um país de renda média tornar-se desenvolvido – tema discutido em conceitos como *armadilha da renda média* e *armadilha da liberalização*, na análise de razões para esses países ficarem estagnados após alcançarem bons indicadores de desenvolvimento. A ilustração dessa tragédia veio à tona em uma declaração contundente feita por Robert Gallo, famoso cientista norte-americano especializado em HIV, em visita ao Brasil para participar de uma conferência organizada por empresas farmacêuticas privadas. Ele era membro do Instituto de Virologia Humana da Faculdade de Medicina da Universidade de Maryland e diretor de uma empresa de ponta de biotecnologia, avaliada em 12 milhões de dólares – a Profectus BioSciences, com tratamentos comercializados para doenças virais, incluindo HIV e câncer; a empresa tinha interesse em licenciar patentes para tratamentos para aids. Ele tinha conhecimento de que o governo brasileiro cogitava obter uma licença para o Kaletra®, da Abbot, e quando perguntado por um jornalista sobre assegurar ARVs gratuitos para a população brasileira pobre, vociferou: "Pobres uma ova!". Ele considerava, portanto, que o Brasil não teria direito de receber tratamento especial (Lopes, 2005). Gallo também foi convidado para um programa de TV, no qual elogiou as farmacêuticas, valorizou o PEPFAR, mostrou-se inseguro com relação à biossegurança dos medicamentos genéricos, indicou que, se fosse brasileiro, limitaria os esforços do governo para reduzir preços de medicamentos e sugeriu que a discussão sobre genéricos era, fundamentalmente, sobre o apoio ou a oposição ao sistema capitalista. Durante sua visita, contudo, ele não revelou ter conflito de interesses devido à sua participação na BioSciences.

Entretanto, em 2005, autoridades brasileiras experimentaram uma atitude ousada contra os laboratórios Merck, Abbott e Gilead, em especial pelo fato de os

ARVs dessas empresas consumirem mais de 65% do orçamento do MS destinado a esses medicamentos. O ministro da Saúde pediu que as fabricantes voluntariamente permitissem ao Brasil fabricar as versões genéricas; elas recusaram. Em reação, o país ameaçou quebrar as patentes e pagar os direitos aos seus detentores, seguindo as regras da OMC. Por fim, a Merck, que detinha a patente do efavirenz, e a Gilead, proprietária do tenofovir, mostraram-se dispostas a negociar, mas a Abbot, fabricante do Kaletra®, não o fez. Os laboratórios de Farmanguinhos estavam prontos para produzir a versão nacional do Kaletra®, usada por 23,4 mil brasileiros, por menos da metade do preço da Abbot. O governo determinou um prazo para a redução do custo. A Cnaids, que incluía 26 ONGs, apoiou a decisão; seus representantes enviaram uma carta a Lula, alertando que o país enfrentava escassez de medicamentos e era essencial obter autossuficiência de ARVs, investindo na produção doméstica sem depender de matéria-prima do exterior (Terto Jr. *et al.*, 2016).

A maioria de ativistas e funcionários da OMS acreditava que o Brasil tinha pleno direito de suspender a patente do Kaletra®. A Câmara dos Deputados apoiou a decisão e enviou para o Senado um projeto de lei sobre licenças compulsórias de medicamentos e, ao mesmo tempo, era criticada pela Interfarma. Jean-Pierre Garnier, CEO da GSK, a maior farmacêutica da Europa, solicitou que o governo britânico aproveitasse sua presidência do G7 para pressionar autoridades brasileiras a respeitarem as patentes de medicamentos e o diretor da Merck no Brasil acusou o governo de manchar sua reputação em políticas sanitárias. Para o senador norte-americano democrata Max Baucus, "foi pura e simplesmente chantagem", sendo essa declaração veiculada nos jornais brasileiros (Balthazar, 2006). A Abbott recorreu a jornalistas especializados, os quais ajudou a financiar, a fim de que escrevessem artigos para o *The Wall Street Journal* e o *The Washington Times* criticando o governo brasileiro e, ao mesmo tempo, comemorando as conquistas brasileiras anteriores para o controle da aids. Também reprovaram a tentativa do Brasil de fabricar genéricos, pois a taxa de infecção por aids no país era quase equivalente à dos EUA, e advertiram de que a quebra de patente colocaria em risco o desenvolvimento econômico do Brasil, podendo tornar o país um pária da geopolítica norte-americana, como Irã e Cuba. O *Chicago Tribune*, cujo conselho incluía o CEO da Abbott, apelou para que o governo dos EUA impusesse sanções econômicas e acusou o Brasil de extorsão e roubo – uma ameaça contra uma campanha outrora bem-sucedida de enfrentamento de HIV/aids no país (Theft..., 2005).

O caso da Abbott foi interpretado por líderes comerciais como uma advertência, uma preocupação para todos os investidores e todas as empresas do mundo, e o Brasil devia ser visto como uma nação que não respeitava os direitos de propriedade industrial. O presidente da Roche enquadrou o prazo entre os dilemas da modernidade – "o Brasil ainda precisa definir o que quer. Se quer ser um país de genéricos ou... Se quer ser um país de primeiro mundo" – e argumentou que o uso de remédios abaixo do padrão, como os genéricos, seria uma solução imediatista (Natap, 2005). Em um memorando confidencial da embaixada dos EUA em Brasília, revelado pela WikiLeaks em 2010, era clara a opinião da secretária de Estado, Condoleezza Rice, que substituiu Powell em janeiro de 2005. Ela preocupava-se com o fato de os EUA estarem perdendo influência na região após a eleição de diversos presidentes de esquerda e centro-esquerda, como Néstor Carlos Kirchner, na Argentina. Rice lamentava a desconsideração do Brasil com a propriedade intelectual e expressava suspeita da política externa de Lula, que priorizava alianças na América do Sul, no "Terceiro Mundo" e em outras potências de porte médio, como África do Sul e Índia (USA, 2005a). Em outro relatório publicado pela WikiLeaks, José Dirceu, chefe da Casa Civil da gestão Lula, apaziguou o embaixador norte-americano, afirmando que havia discutido a questão do Kaletra® com o ministro da Saúde e independentemente da decisão governamental, ela "viria do próprio presidente Lula"; "antes de deliberar sobre qualquer decisão final", o governo brasileiro entraria em contato com o dos EUA para "escutar" sua opinião (USA, 2005b).

A declaração de Dirceu sugere que o governo não estava irredutível, disposto a confrontar as farmacêuticas e o governo dos EUA como os ativistas e o ministro Humberto Costa. Finalmente, uma obscura negociação substituiu Costa por Saraiva Felipe, membro de um partido político moderado que ampliava o apoio a Lula no Congresso. Anos depois, a WikiLeaks revelou um telegrama que contava como a Confederação Nacional da Indústria (CNI) obteve ajuda da Embaixada dos EUA no Brasil para fazer *lobby*, na Câmara dos Deputados, em favor de farmacêuticas multinacionais, para retardar a tramitação do projeto de lei que deixava de reconhecer a patente (Collucci, 2010). O novo ministro estabeleceu um acordo com a Abbott, que incluía alguma redução no preço de medicamentos, uma proibição explícita do licenciamento compulsório e a transferência voluntária da tecnologia de medicamentos para o Brasil a partir de 2009. A Abbott considerou o acordo uma vitória: a empresa era flexível graças ao seu comprometimento com a responsabilidade social corporativa. A decisão, no entanto, implicava abandonar o projeto de lei de quebra de patentes em tramitação no Senado. Para Marco Vitória, representante da OMS responsável pelo acesso aos ARVs, o acordo era "ruim. Ninguém entendeu nada" (Diretor..., 2005).

## A Tailândia e a ruptura de uma patente no Brasil

Os acontecimentos no Brasil incentivaram a Tailândia a quebrar patentes, revelando uma resistência global às farmacêuticas privadas. Entre o final de 2006 e janeiro de 2007, o governo tailandês emitiu licenças compulsórias para dois medicamentos anti-HIV – efavirenz e Kaletra® –, além de um remédio para o coração fabricado por Abbott, Merck e Sanofi-Aventis. De acordo com o governo, os gastos com ARVs haviam aumentado em dez vezes desde 2001, alcançando 100 milhões de dólares em 2006, e seriam capazes de suprir apenas uma parte das pessoas necessitadas. As autoridades tailandesas anunciaram que os importariam da Índia ou fabricariam versões genéricas. A decisão governamental foi apoiada pela Rede Nacional de Pessoas Vivendo com HIV e Aids (RNP+Brasil), pelo MSF, pela Clinton Foundation e pelo UNAIDS. O setor farmacêutico e os jornais nos EUA, em contrapartida, divergiam; eles denunciaram que a Tailândia não havia emitido um alerta ou participado das negociações e era imperativo impedir que ela fosse usada como exemplo para outros países fazerem o mesmo. O governo dos EUA insistiu nas políticas ABC de prevenção, à revelia do envolvimento de Tobias, em 2007, em um escândalo por usar um serviço de acompanhantes sexuais; ele teve de renunciar ao posto no PEPFAR, sendo substituído por Mark Dybul, do NIAID. O governo tailandês respondeu que experiências anteriores dentro e fora do país demonstraram ser infrutíferas e perigosas às negociações antes da emissão da licença compulsória, mas que estava aberto a futuros diálogos se as farmacêuticas aceitassem o seu direito de emitir a licença. As empresas censuraram o governo tailandês por não cumprir o TRIPS – culparam o regime militar do país pela elevação nos gastos com defesa e pelo subsequente corte nas despesas em saúde pública – e por ter interesse em proteger suas fabricantes estatais de remédios. Para as farmacêuticas, ainda que o país asiático não fosse rico pelos padrões ocidentais, também não era pobre – ocupava o lugar de segunda maior economia do Sudeste da Ásia – e seria capaz de pagar pelos medicamentos. Elas também alegaram que as autoridades pouco fizeram para prevenir a epidemia, intensamente agravada pela indústria do sexo. Em março de 2007, a Abbott impetrou solicitações para registrar sete novos medicamentos em análise na Tailândia. Em abril, o Gabinete do Representante Comercial dos EUA classificou o país em sua Lista de Observação de Prioridade devido à deterioração, do ponto de vista norte-americano, da proteção das leis de propriedade intelectual.

Os ativistas, que consideravam essas decisões atos de intimidação, organizaram protestos no mundo inteiro e pediram o boicote global dos produtos da Abbott, utilizando o slogan "Pessoas acima de lucros". Para eles, o TRIPS havia atingido seu limite e era necessária uma completa renovação dos direitos de propriedade intelectual, uma vez que medicamentos usados para salvar vidas não deveriam ser tratados como filmes, produtos agrícolas ou têxteis. A diretora-geral da OMS, Margaret Chan, eleita em novembro de 2006, teve muito mais cautela: afirmou, em visita à Tailândia, que o setor farmacêutico era parte da solução para o melhor acesso aos medicamentos e o governo deveria abrir negociações com as empresas fabricantes de remédios. Além disso, ela colocou um país em desenvolvimento contra o outro, celebrando as atitudes de Serra como ministro no Brasil, quando ele promoveu a negociação de melhores preços no lugar de quebra de patentes (Cawthorne *et al.*, 2007). Pouco depois, ela foi criticada por diversas ONGs e pelo MSF por posicionar a OMS do lado das farmacêuticas, o que a fez enviar um pedido de desculpas ao governo tailandês. As farmacêuticas insistiram em seu alerta às nações pobres, sobre não usar licenças compulsórias caso quisessem evitar graves consequências; o governo brasileiro não captou a mensagem e seguiu o exemplo da Tailândia.

Em 2007, o Brasil anulou a proteção do efavirenz, medicamento usado por 75 mil brasileiros, o equivalente a 38% dos pacientes submetidos a tratamento, representando 30 milhões de dólares em fundos públicos. A corajosa decisão foi possível graças à vitória acachapante de Lula para a reeleição, em segundo turno, ao final de 2006, sobretudo nas regiões mais pobres – o Norte e o Nordeste, onde os programas sociais beneficiavam muitas famílias pobres. José Gomes Temporão, novo ministro da Saúde, indicado em março de 2007, assim como Costa, fazia parte do movimento sanitarista e desfrutava de fácil diálogo com movimentos sociais e com Lula. Temporão era apoiado por Chequer, o qual acreditava que a política do governo anterior, centrada na negociação de preços, era responsável pela situação de quase insolvência do programa, já que 80% do orçamento para ARVs eram utilizados para comprar medicamentos do exterior. Para ele, era urgente construir uma indústria farmacêutica nacional independente do exterior, o que se tornou uma vitória para os ativistas. Até 2007, o Brasil, nas figuras dos ministros da Saúde das gestões de Lula e de Cardoso, ameaçava quebrar as patentes de outras empresas farmacêuticas multinacionais, mas sempre concordava em não o fazer após obter redução nos preços.

Os ativistas criticavam esses acordos, porque medicamentos de marcas mais baratas ainda eram mais caros do que os genéricos importados ou produzidos localmente. Depois de receber uma pequena redução de preços da Merck, o governo emitiu uma licença compulsória e importou uma versão genérica indiana do remédio, posteriormente produzida no Brasil. O presidente Lula justificou a decisão em uma cerimônia no Palácio do Planalto, em Brasília, com a presença de representantes das pessoas vivendo com HIV/aids; ele explicou que não era admissível empresas enriquecerem com a tragédia de outros e alertava que o governo estava pronto para emitir outras licenças compulsórias se os preços não fossem acessíveis. O *The Wall Street Journal* descreveu a decisão como um "tapa na cara" da OMC (Cass, 2007). Considerando que, até então, o Brasil apenas ameaçava, essa decisão surpreendeu muitos.

A quebra de patente foi um esforço do governo brasileiro de reconquistar sua liderança em gestão da aids sob condições globais adversas. Outros indicativos de seus esforços incluíam: primeiro, o reforço de programas antiaids da Agência Brasileira de Cooperação na América Latina e em países africanos da CPLP; segundo, a criação da Agência de Saúde Global (UNITAID), em 2006, por Brasil, França, Reino Unido, Noruega e Chile, para adquirir e distribuir ARVs genéricos, graças a recursos provenientes de impostos sobre passagens aéreas; terceiro, a participação de Lula na reunião do G8, em São Petersburgo, na Rússia, com uma proposta para criar um Centro Internacional para Compra de Medicamentos para o combate à aids, malária e tuberculose; e quarto, a participação de autoridades brasileiras na Declaração Ministerial de Oslo – Diplomacia em Saúde Global, de 2007, com África do Sul, França, Indonésia, Noruega, Senegal e Tailândia. Finalmente, em 2008, foi feito o investimento brasileiro de 10 milhões de dólares em uma fábrica em Maputo, em Moçambique, para produzir medicamentos genéricos para tratamento de aids, malária, tuberculose e outras doenças. Apesar desses esforços, os problemas internos e externos da política do Brasil para enfrentar a aids aumentaram.

## REFLEXÕES SOBRE AVANÇOS E RETROCESSOS

Entre 1996 e 2007, o Programa Nacional de Aids caminhou a passos largos e significativos nos planos nacional e internacional, sendo pioneiro na ideia do TcP, nas colaborações entre o governo e a sociedade civil e no propósito de medicamentos como bens públicos, não como mercadorias. A experiência brasileira foi parte de um processo mundial de *scaling up* dos ARVs, e isso parecia ser um consenso global no início do século XXI. Contudo, o progresso deu-se carregado de contradições e oposições, como ausência de uma luta frontal contra a persistência da homofobia, poucos investimentos significativos em uma indústria nacional de medicamentos e falta de compromissos políticos para alavancar as mudanças necessárias no sistema de saúde. Ao mesmo tempo, foram produzidas reorganizações das propostas conservadoras para limitar o acesso aos ARVs e diminuir a importância da doença. Um exemplo é o enquadramento da aids como assunto principalmente ligado à segurança, com desvalorização da justificativa de direitos humanos devido à renovada legitimidade que as empresas farmacêuticas transnacionais passaram a ter por conta de suas atividades beneficentes de responsabilidade social. Houve também uma diminuição da importância dada à aids nos países de renda média, como o Brasil, e do direito de acesso aos ARVs, além de maior visibilidade de propostas conservadores e ineficazes de prevenção, como o ABC. Os avanços e retrocessos – influentes em eventos internacionais e derivados de pressões nesses contextos –, embora aparentemente antagônicos, ocorreram de modo simultâneo, como sugere Smallman. Mostraram, assim, as faces ambivalentes da globalização na virada do século XXI, que abriram algumas possibilidades aos países em desenvolvimento, mas fecharam as portas do progresso quando eles poderiam avançar mais (Smallman, 2007).

O processo de avanços e retrocessos suscitou perguntas fundamentais: é possível sustentar uma parceria entre organizações oficiais e não governamentais com abordagens de direitos humanos para a saúde? De que maneira evitar transformar um bom programa de um país em desenvolvimento em uma ilha de excelência? Como ocorreu a desaceleração do interesse mundial sobre aids no Brasil? Essas perguntas sintetizam os empecilhos e desafios do programa brasileiro, intensificados na segunda década do século XXI, quando o programa enfrentou um declínio – a ser analisado no próximo capítulo.

# 3

# O FIM DO EXCEPCIONALISMO DA
# AIDS NO BRASIL, 2007-2019

Nos últimos anos, houve um retrocesso global nas respostas à aids que levou ao desuso de um termo atribuído à doença desde o final da década de 1980: excepcionalismo (Oppenheimer & Bayer, 2009). Embora o emprego da expressão tenha sido controverso desde o princípio, muitos acadêmicos concordam que, desde a década de 1990, a doença tenha estimulado novas pesquisas, testes, tratamentos, ativismo, intersetorialidade e programas preventivos, assim como parcerias singulares – entre a sociedade civil, os governos e as agências internacionais –, as quais arrecadaram fundos notáveis para a saúde global. Os críticos das respostas excepcionais à aids salientaram que já não era necessária uma resposta ampla para abordar suas dimensões política, cultural, social e econômica (Benton & Sangaramoorthy, 2021). Provavelmente, um elemento complicador era o fato de a doença já não desestabilizar o pensamento conservador. Segundo esses críticos, a luta contra a aids fragmentava frágeis sistemas de saúde ao formar programas autossuficientes e, por conta disso, distorcer os programas abrangentes de APS, cujos benefícios – melhores laboratórios, acesso a medicamentos, melhor educação em saúde e parcerias entre sanitaristas, ativistas e pessoas vivendo com HIV, por exemplo – somente foram alcançados em poucos lugares, como o Brasil. Em muitos outros países, as melhorias eram inviabilizadas em razão da persistência da desigualdade social, dos poucos recursos humanos e institucionais para fornecer cuidados de qualidade para pessoas idosas em tratamento e da falta de compromisso político e de recursos financeiros.

Com o fim desse excepcionalismo no Brasil, foi perceptível o declínio de seu outrora prestigioso Programa Nacional de Aids, considerado modelar, durante muito tempo, para as nações em desenvolvimento. Defendemos a ideia de que isso foi resultado da interação de avanços globais e nacionais, em que forças autoritárias, conservadoras e religiosas exerceram papel central em um contexto marcado pelo neoliberalismo e pela medicalização.

## APOGEU E DECLÍNIO

Posteriormente à licença obrigatória para a patente do efavirenz, da Merck, decretada em 2007, o Brasil manteve certa liderança nacional e internacional nos programas de aids. Indicadores dessa liderança foram a ampliação do diagnóstico com a introdução do teste rápido, a produção nacional de preservativos e de genéricos, a capacitação de profissionais africanos no combate à aids e a posição do país em relação às patentes. Um exemplo do protagonismo brasileiro foi o caso do laboratório americano Gilead Sciences; em 2008, quando a empresa pressionou pela patente para o medicamento antiaids tenofovir, a Anvisa recusou o pedido, alegando falta de inovação tecnológica. O Brasil tinha prestígio nas agências multilaterais e, em 2006 e 2007, elevou sua contribuição para o GFATM. Em 2011, 11 de 22 ARVs utilizados pelo SUS eram produzidos por indústrias nacionais, um reflexo de parcerias entre universidades, governo, indústria, bancos públicos e Anvisa (Cassier & Correa, 2008).

Os últimos anos da primeira década do século XXI foram, na realidade, o último momento de esplendor do programa do Brasil. Apesar das contradições nas políticas voltadas para a aids, ele foi mantido durante os dois mandatos presidenciais de Dilma Rousseff, sucessora de Lula, do mesmo PT, a primeira presidente mulher na história do Brasil. Sem dúvidas, existiram aspectos positivos nesses anos do governo Dilma. Durante seu primeiro mandato (2011-2014), o MS forneceu e implementou a testagem de HIV em populações indígenas na Amazônia – cerca de 900 mil pessoas – e o Conselho Nacional de Justiça obrigou os cartórios do Brasil a celebrar o casamento civil entre pessoas do mesmo sexo. Além disso, a lei n. 12.984 de 2014 tornou crime, com uma punição de um a quatro anos, discriminar pessoas vivendo com HIV ou doentes de aids e um decreto governamental prorrogou a validade do licenciamento compulsório do efavirenz, permitindo que o país continuasse a produzir a versão genérica do medicamento. Em 2013, o governo Dilma também recomendou o início da Tarv independentemente da contagem de células CD4, medida implementada antes mesmo de a OMS recomendá-la – até 2015, a organização indicava ARVs somente em casos graves. Pouco depois do início do segundo mandato (2015-2016) de Rousseff, em 2015, o SUS começou a aplicar a então recém-descoberta PrEP em populações vulneráveis, como homens homossexuais e profissionais do sexo que não utilizavam preservativos.

Entre as medidas vinculadas à pasta da Saúde com impacto na mídia estava o Programa Mais Médicos (PMM), lançado em 2013, cujo objetivo consistia em suprir a carência de profissionais em áreas rurais e favelas com médicos cubanos, o que suscitou polêmica sobretudo entre o segmento profissional urbano mais conservador.

Porém, no mesmo período de 2011 a 2016, as políticas de Dilma relacionadas à aids eram ambivalentes e, às vezes, confusas. Em determinados momentos, tentavam satisfazer conservadores fiscais neoliberais e políticos religiosos conservadores, que ganhavam influência nas esferas governamentais brasileiras; em outros, contavam com a aliança entre representantes do MS e ativistas que consideravam os ARVs um bem público, não uma mercadoria. Em 2011, a presidenta cedeu ao conservadorismo religioso, sobretudo de evangélicos e católicos ultraconservadores, na chamada crise do *kit gay*: ela suspendeu a distribuição de materiais anti-homofóbicos elaborados com sua aprovação pelo Ministério da Educação.

Após ser reeleita, a presidenta passou a aplicar uma política de austeridade fiscal, na tentativa de articular suas medidas desenvolvimentistas com as demandas de empresários neoliberais, tendo como conjuntura o acirramento da crise econômica. Esse movimento contribuiu para mobilizar críticas ao seu governo na esquerda e enfraquecer o pouco apoio que tinha na direita. Embora alguns líderes evangélicos brasileiros tivessem apoiado o PT quando Lula estava no poder, eles hostilizaram Rousseff pelas discussões sobre o *kit gay*, pela disposição da presidenta de apoiar um projeto de lei no Congresso para criminalizar a homofobia e por conta de uma lei que permitia a interrupção emergencial da gravidez para vítimas de estupro. Eles opuseram-se à flexibilização das leis do aborto promovidas pela esquerda[1] e promoveram, no Congresso, programas de *cura gay* que colocavam de novo a homossexualidade no âmbito patológico, como possível de ser revertida com a vontade das pessoas e ajuda de psicólogos. Entre eles estava Marco Feliciano, pastor e deputado federal por São Paulo, que criticou o "ativismo gay infiltrado" no governo, culpou a "sexualidade libertina" pelo aumento dos casos da doença e pronunciou uma frase estigmatizante, típica dos primórdios da epidemia de aids: "Uma doença gay (...) que veio desse povo"; ele foi eleito, em 2013, presidente da Comissão de Direitos Humanos e Minorias da Câmara dos Deputados (Chagas, 2012).

Em 2012, mais de vinte ONGs dedicadas à aids, preocupadas com a crescente influência dos evangélicos conservadores, denunciaram o governo de Rousseff por seu retrocesso em relação ao *kit gay*. O governo estava se envolvendo em duvidosas negociações com farmacêuticas transnacionais e enfraquecendo o controle social – pela sociedade civil – das ações governamentais, dinâmica muito associada a interações outrora positivas entre governo e ativistas da saúde. Para esse grupo de

---

[1] No Brasil, o aborto estava restrito aos casos em que havia risco de vida para a mãe, gestação resultante de um estupro ou formação de feto anencefálico; em outros casos, estava prevista punição com detenção para a gestante e reclusão para o médico.

ONGs, foi exatamente esse controle que viabilizou o sucesso das políticas de aids; sua condenação foi expressa de maneira contundente: "O Brasil que brilha em salas de conferência de Genebra e Nova York certamente não é o mesmo com que lutamos todos os dias. O diálogo entre sociedade e governo está se deteriorando e chegou a um ponto crítico" (GIV, 2012). Muitas organizações de ativistas protestaram, em junho de 2013, quando o ministro da Saúde, Alexandre Padilha, determinou a exoneração do diretor do Departamento de DSTs, Aids e Hepatites Virais do ministério, o infectologista Dirceu Greco, por haver aprovado uma campanha dirigida às trabalhadoras sexuais com a frase "Sou feliz sendo prostituta", uma decisão tomada depois que deputados evangélicos atacaram a presidente Rousseff e cobraram explicações do ministério. Mais tarde, também em 2013, representantes das principais ONGs suspenderam sua participação em dois colegiados do MS – a Comissão Nacional de DST, Aids e Hepatites Virais (Cnaids, renomeada desde sua instituição, em 1986) e a Comissão Nacional de Articulação com Movimentos Sociais (Cams) –, criticando que suas opiniões não eram consideradas por conta da influência nociva de grupos religiosos na política contra o HIV e da censura às campanhas de prevenção.

A segunda vitória eleitoral de Rousseff, em outubro de 2014, foi difícil e aconteceu com certa divisão dos ativistas. Alguns deles, como Jean Wyllys, deputado federal do Partido Socialismo e Liberdade pelo Rio de Janeiro (Psol/RJ) e ícone gay, fez uma ressalva em seu voto crítico a Rousseff por entender que a primeira gestão avançou menos que o desejado. O candidato rival, Aécio Neves, do PSDB, obteve na campanha o apoio do antropólogo Luiz Mott, do Grupo Gay da Bahia, um dos mais antigos militantes da causa no Brasil, e do psicanalista Eliseu Neto, líder do PPS – partido que, atualmente, integra o Cidadania. Além disso, a vitória de Rousseff veio acompanhada de 74 representantes evangélicos conservadores, o dobro de eleitos em 2006 para a Câmara dos Deputados – que conta com 513 assentos –, da dissolução da bancada de saúde, associada ao SUS, hegemonizada pelo PT e da redução de recursos para a diplomacia em saúde global (Gómez & Perez, 2016). Até então, cerca de um terço dos brasileiros identificava-se com as igrejas evangélicas protestantes e pentecostais, algumas que abrigavam curandeiros miraculosos – como a adolescente Alani Santos, da Igreja da Missão Milagrosa Pentecostal, com sede em São Gonçalo, a 16 km do Rio de Janeiro, que insistia poder curar a aids e o câncer. Sua pregação foi promovida pela Record TV, propriedade da Igreja Universal do Reino de Deus (Mariano, 2004).

Pressionada pelos conservadores no Congresso durante o segundo mandato, Rousseff seguiu descontinuando vídeos e materiais educativos para o público em geral e até mesmo para jovens LGBTs e profissionais do sexo. Não utilizou o

Consenso Terapêutico, grupo de trabalho formado por especialistas para discutir e estabelecer recomendações sobre protocolos de tratamento, e posicionou-se de maneira tímida em relação a medicamentos patenteados, não obstante os preços abusivos. A consequência do acanhamento das ações foi especialmente grave no grupo etário de 20 a 24 anos, porque a taxa de aids, em declínio desde um pico em 2002, voltou a subir a partir de 2008. Outro problema foi o novo relacionamento entre MS e ONGs. Historicamente, eles trabalhavam como uma espécie de parceiros equânimes; as críticas por parte das ONGs eram acolhidas pelo alto escalão do governo, decidido a promover mudanças. Durante governo Dilma, o diálogo com as ONGs perdeu importância e algumas se adaptaram a um papel meramente acessório, em parte pela necessidade de assegurar recursos financeiros.

A erosão do programa brasileiro deu-se como um dos reflexos da crise financeira de 2008, quando se estagnaram ou declinaram significativamente as doações internacionais para os programas de aids. As ONGs brasileiras, muitas das quais contavam com filantropia estrangeira, enfrentaram problemas de financiamento, uma vez que o país era considerado uma nação de renda média, teoricamente capaz de sustentar seus próprios programas sociais. Participantes da XVIII Conferência Internacional de Aids, sediada em Viena, em 2010, queixaram-se do presidente Barack Obama, que não teria honrado a promessa de destinar 50 bilhões de dólares para planos globais de aids ao longo de cinco anos, a partir de quando se iniciasse seu mandato. Criticaram também o Departamento para o Desenvolvimento Internacional do Reino Unido por realocar parte dos fundos da aids para programas de mortalidade materna e infantil. Da mesma forma, Alemanha, Áustria, Canadá e França foram alvo de críticas por limitarem financiamentos para o GFATM.

Um processo composto por três vertentes continuaria nos anos posteriores: redução das contribuições para o combate global à aids; exigência de maior responsabilidade dos países de renda média, como o Brasil, no financiamento das próprias respostas ao HIV; e protestos de ativistas da saúde do mundo inteiro, inclusive brasileiros, por maiores doações. A maior agência bilateral da época, o PEPFAR, apenas visava países de baixa renda em seus primeiros anos, sem incluir o Brasil. Somente tempos depois foi implementado um programa do PEPFAR voltado à América Central e ao Brasil, que cessou as contribuições para o GFATM após 2007 e tornou-se, de forma contraditória, vítima do seu próprio sucesso, pois era suficientemente desenvolvido para não ser classificado como pobre. Era uma nação de renda média-alta em ascensão, considerada a sétima maior economia do mundo, com o maior sistema de saúde gratuito e universal – o SUS – e, segundo governos de países industrializados, apta a cuidar de si mesma, inclusive para pagar o preço dos medicamentos. A despeito disso, estava entre os países com maior desigualdade socioeconômica. O Brasil cobriu essas despesas a curto prazo, mas houve pouco planejamento referente a como sustentar o programa e manter a liderança do país em saúde global na segunda década do século XXI, já que as atividades globais receberam pouca atenção na transição do governo Lula para Dilma (Marcondes & Mawdsley, 2017).

Em paralelo, acadêmicos no Brasil e no exterior questionavam a suposta ênfase excessiva na aids, acusando órgãos e ativistas de exagerarem sobre a epidemia e minimizarem outros problemas sanitários, criando programas verticais antiaids que recebiam desproporcionalmente mais atenção em comparação com outras doenças – cujas taxas de mortalidade eram mais elevadas – e desviando recursos da construção de infraestrutura em saúde. O UNAIDS, aliado dos ativistas desde a sua criação, em 1996, foi criticado por alguns especialistas da área por exagerar as projeções da epidemia entre os heterossexuais, por direcionar e utilizar mal os fundos, por contribuir para o crônico subfinanciamento de sistemas de saúde abrangentes, por não resistir à influência norte-americana e por não dedicar a devida atenção aos usuários de drogas.

Para outros estudiosos, o fim da agência era imperativo, haja vista ter se convertido em uma rede que atuava em benefício próprio e representar, naquele momento, um obstáculo para boas políticas (England, 2007). Esses especialistas contribuíram para a crença defendida pelas farmacêuticas de que a distribuição de ARVs por agências internacionais era apressada, um desperdício inequívoco de recursos, pois possibilitaria o surgimento de novas cepas de HIV resistentes. As críticas exerceram certo impacto, sobretudo em uma agência multilateral que passava por um processo de transição de liderança; o carismático Peter Piot estava prestes a aposentar-se, em 2008, após 12 anos como diretor-executivo. Assim, em janeiro de 2009, Michel Sidibé, do Mali, vice de Piot por muitos anos, tornou-se diretor-executivo do UNAIDS. A resposta do programa a parte dessas críticas foi insistir em um antigo lema: o excepcionalismo da aids deveria servir como apelo para solucionar o subfinanciamento dos sistemas de saúde em países pobres (Smith, 2010).

Entretanto, no legado da crise de 2008, as organizações multilaterais começaram a rejeitar as abordagens de direitos humanos que exigissem reformas sociais e políticas. Provavelmente, temiam que as táticas confrontativas usadas pelas ONGs no passado pudessem afugentar fartas doações de governos e fundações e, portanto, amplificaram as novas respostas biomédicas à doença. Essa mudança surgiu com nova codificação nos discursos sobre a aids e a saúde global: sustentabilidade ocupou o lugar de sobrevivência e emergência, bandeiras dos ativistas na década de 1990 e nos primeiros anos do século XXI. Fez-se claro o revés internacional diante de uma nova liderança na OMS. Margaret Chan, diretora-geral da OMS de 2006 a 2017, não era propriamente ávida por apoiar as abordagens dos ativistas da saúde e dos direitos humanos, como fez o antigo líder da agência, Lee Jong-wook, responsável pela iniciativa 3 por 5; ela solicitou que os países encontrassem um equilíbrio entre o direito à saúde e a proteção de patentes de farmacêuticas transnacionais produtoras de ARVs. Segundo o epidemiologista belgo-americano Kevin De Cock, diretor do Departamento de HIV/aids da OMS, não havia mais risco para as populações heterossexuais mundialmente, como se costumava pensar, com exceção da África subsaariana. Segundo De Cock, a aids não estava disseminada na maioria dos países em desenvolvimento, mas confinada aos grupos minoritários ditos de alto risco, agora identificados pela alcunha de *populações-chave* – como profissionais do sexo, usuários de drogas, homens que fazem sexo com homens, pessoas transgênero e população carcerária. Logo, o trabalho haveria de se concentrar apenas nesses grupos e não mais ser direcionado à população em geral. Seus críticos acreditavam que o posicionamento de De Cock ignorava as diferenças regionais existentes no interior do Brasil, onde a infecção de heterossexuais ainda era importante.

Sem levar em conta as críticas, os especialistas do UNAIDS eram otimistas não somente por confiarem que mais pessoas estavam recebendo os ARVs – 5,2 milhões de pessoas no mundo, em 2009, em comparação com apenas 500 mil em 2003 –, mas também por acreditarem nas novas tecnologias médicas – PrEP e PEP –; eles achavam que a doença estava estabilizada e pronta para entrar em vias de declínio. Nesse contexto, UNAIDS e ONU estabeleceram uma série de novas campanhas e metas que sugeriam o fim da doença. Muitas eram confusas e sobrepostas; por exemplo, em 2011, lançou-se uma estratégia ambiciosa intitulada Zero: "Zero novas infecções por HIV, Zero discriminação e Zero mortes relacionadas à aids até 2016" (Unaids, 2010). Antes de atingir o prazo, o UNAIDS substituiu essas metas pela estratégia aparentemente mais realista de alcançar, a 90-90-90: até 2020, 90% das pessoas vivendo com HIV tendo-o diagnosticado, 90% das pessoas diagnosticadas em tratamento e 90% das pessoas tratadas com total supressão de carga viral.

A campanha mais influente que a ONU lançou, conquanto contraproducente, foi O Fim da Aids. Essa era uma de suas 169 metas dos 17 Objetivos de Desenvolvimento Sustentável (ODS) a serem alcançados até 2030, oficialmente lançados em 2015, porém debatidos desde setembro de 2013. A meta foi confirmada em junho de 2016 por uma Declaração Política da Assembleia Geral da ONU e por uma resolução da Assembleia Mundial da Saúde. O GFATM envolveu-se periforicamente na criação dessas metas e campanhas, pois em 2012 e 2013 recuperava-se do que foi descrito como um *annus horribilis* (2011), dadas as acusações de má gestão e corrupção que levaram à indicação do banqueiro colombiano Gabriel Jaramillo para o recém-criado posto de gerente-geral. Apesar disso, o GFATM apoiou a campanha O Fim da Aids, especialmente depois que o norte-americano Mark Dybul foi nomeado, em 2013, diretor-executivo do fundo, cargo ocupado por ele até 2017 (Kazanijan, 2017).

O governo Obama abraçou a campanha desde seu primeiro momento. Em novembro de 2011, a secretária de Estado dos EUA, Hillary Clinton, anunciou o iminente fim da aids e uma próxima "geração sem aids" em pronunciamento nos NIH. Durante a celebração do Dia Mundial de Luta Contra a Aids, em 1º de dezembro de 2011, o presidente Obama corroborou a meta; a intenção dele e da secretária Clinton não era fazer o HIV ou a aids deixarem de existir literalmente, mas reduzir significativamente a aids e a transmissão do HIV, prevenindo a transmissão vertical, incentivando a circuncisão masculina adulta voluntária e distribuindo ARVs, PrEP e PEP. Eles fomentaram pesquisas no intuito de demonstrar que pessoas HIV positivo em terapia com esses medicamentos tinham muito menos propensão de transmitir o vírus. Tais estudos foram fundamentais para o TcP, que figurava com a PrEP e a PEP como as novas panaceias para uma reviravolta favorável ao enfrentamento da aids – uma ideia similar à ensaiada por Serra e Chequer, no Brasil, na década de 1990. Hillary Clinton anunciou que, além dos 50 milhões de dólares já destinados ao TcP nos EUA, 60 milhões de dólares adicionais seriam utilizados pelo PEPFAR. Embora a campanha O Fim da Aids, no país, não tivesse um prazo no início, o ano de 2030 foi posteriormente estabelecido, conforme o período determinado pela ONU em seus ODS. Uma nova validação foi feita durante a XIX Conferência Internacional de Aids, de 2012, em Washington D.C.; em Melbourne, na Austrália, em 2014; e em Durban, em 2016, com apoio de agências bilaterais europeias (Kenworthy, Thomann & Parker, 2018). O Brasil seguiu a mesma diretriz.

Em 2014, o governo Dilma endossou a campanha no I Fórum Latino-Americano e Caribenho sobre o Tratamento Contínuo do HIV e nas reuniões de ministros da Saúde do Mercosul e da associação das economias emergentes de renda média – Brasil, Rússia, Índia, China e África do Sul (BRICS, na sigla em inglês). Rousseff foi complacente com uma imagem internacional de êxito sanitário, como se o objetivo da campanha pudesse ser alcançado sem grandes investimentos. Em 2015, dois renomados infectologistas brasileiros, Vicente Amato Neto e Jacyr Pasternak, apoiaram a nova meta mundial. Segundo eles, mesmo que a vacina ainda não tivesse sido descoberta, uma mistura de vontade política, sabedoria dos marqueteiros e tecnologias faria possível "tornar muito rara a contaminação e, em prazo curto, finalizar a epidemia" (Amato Neto & Pasternak, 2015). As novas estratégias preventivas evidenciaram, no entanto, a persistência de velhas associações estigmatizantes, ao vincular a infecção aos gays – tachados de grupo de risco –, caracterizando-os como inclinados à promiscuidade e sugerindo que somente os gays deveriam estar atentos à prevenção do HIV, sem ressaltar que a PrEP faz parte de uma medida preventiva integrada (Silva & Cueto, 2018).

O Fim da Aids tinha traços de campanhas anteriores, realizadas no século XX, como as de erradicação da malária, durante a década de 1950, e da varíola, na década de 1970, as quais supunham ser possível controlar doenças sem grandes mudanças nas condições de vida. Mais uma semelhança com a crise experimentada por outras ações foi o sucessivo abandono de objetivos sem uma avaliação dos insucessos dos propósitos iniciais – da Zero, passando pela 90-90-90, até O Fim da Aids. Contudo, as diferenças em relação às campanhas de eliminação de doenças anteriores superavam as semelhanças; em essência, no caso de O Fim da Aids, a necessária visibilidade política e o comprometimento financeiro eram insuficientes. Ademais, dedicava-se pouca atenção ao papel que a sociedade civil poderia exercer para controlar e extirpar a doença; isso ia de encontro a uma tendência histórica, visto que os ativistas da saúde foram protagonistas nas respostas à aids durante a década de 1980. Como consequência, biomedicalizar a resposta significava que especialistas médicos e cientistas passariam a ser gerentes do que era retratado, sobretudo, como intervenção técnica. Outra expressão da biomedicalização da saúde global foi a minimização da aids nos ODS da ONU. Nos antigos ODMs, aprovados em 2000, a aids era uma prioridade ao lado da malária e da tuberculose. A biomedicalização também evidenciava que, ao contrário das campanhas de erradicação anteriores, lideradas pela OMS, de modo geral, O Fim da Aids não contava com uma liderança reconhecida globalmente, capaz de articular e impulsionar os esforços do país, mas com uma rede transnacional de especialistas biomédicos. Ao contrário de outras ações de combate a patologias, não havia um comprometimento definitivo de fundos para uma campanha global de aids. Poucos meses após o anúncio de Clinton nos NIH, a administração norte-americana propôs um corte dramático de 563 milhões de dólares no subsequente orçamento anual do PEPFAR.

As reações iniciais ao que representava O Fim da Aids variavam. Ativistas norte-americanos exigiram projetos agressivos, bem financiados e abrangentes, acompanhados de mais financiamentos para a saúde global. Alguns acadêmicos criticavam o UNAIDS por apenas definir o que precisava ser feito, mas ter pouca clareza de como ser feito. No Brasil, cresciam os embates. Ativistas brasileiros, mesmo que não manifestassem suas críticas claramente, foram céticos e argumentaram que, acima da tecnologia, eram mais urgentes uma liderança política com capacidade de diálogo, o fortalecimento do sistema de saúde e a promoção intensa dos direitos humanos dos grupos mais afetados pelo HIV. Em agosto de 2015, Richard Parker, líder da Abia, teceu críticas no 8° Encontro de ONGs atuantes na aids, realizado no Rio de Janeiro (Parker, 2015). Para ele, a campanha era bem-intencionada, porém baseada em uma ilusão "dourada" de sucesso. Era pautada por uma ideologia que desmobilizava os movimentos sociais, reverenciava a biomedicina e validava a redução de recursos destinados à aids. Segundo Parker, muitos países em desenvolvimento, que recebiam menos financiamentos, tiveram de abandonar a prevenção para concentrar-se no tratamento. Além disso, a campanha foi usada para políticas fiscais neoliberais que buscavam reduzir os gastos públicos em saúde. De maneira análoga, um estudo publicado em 2016 mencionava que O Fim da Aids não garantiu os 15 bilhões de dólares solicitados pelo GFATM para os anos de 2014 a 2016 (Poku, 2016). Naquele ano, ativistas criticaram mais decididamente o governo brasileiro pela propaganda que alardeava a suposta estabilidade do número de casos para vender a ideia de contenção da doença apenas com as novidades biomédicas.

Pouco antes do surgimento dessas críticas, o Brasil estava encurralado por uma crise econômica e política derivada do colapso financeiro de 2008, com queda dos preços dos principais produtos de exportação do país. Em junho de 2013, imensas manifestações nas ruas, motivadas inicialmente pela elevação das tarifas de ônibus em São Paulo e no Rio de Janeiro, rapidamente ganharam dimensão de protestos nacionais contrários ao alto custo de vida, à precariedade de serviços públicos – água, esgoto, pavimentação de vias e transporte público, por exemplo – e aos ultrajantes gastos com a Copa do Mundo de futebol, em 2014. Os protestos incluíam, ainda, insatisfações com a corrupção política; acusações de que executivos da Petrobras receberam bilhões de reais de empreiteiros que, por sua vez, canalizaram dinheiro para as campanhas dos partidos da coalizão governante do Brasil; denúncias de uso de violência excessiva por parte da Polícia Militar contra manifestantes e jornalistas; e demandas de mais segurança nas ruas. O surto epidêmico, em 2015 e 2016, de uma doença nova para o Brasil – a zika, transmitida pelo mosquito *Aedes aegypti*, o mesmo vetor de transmissão do vírus da dengue, causadora de má-formação nos cérebros de recém-nascidos (microcefalia) de mães infectadas – complicou o trabalho do SUS. No caso da aids, depois de anos seguidos de redução, o número de mortes pela doença e a taxa de morbidade voltaram a crescer (Grangeiro, 2015). Essas crises também revelavam a fragmentação da esquerda, porque alguns grupos não apoiavam o governo de Rousseff. Seu governo foi acusado por antigos apoiadores de flertar com grandes industriais, apaziguar evangélicos conservadores e demorar a reagir às demandas dos manifestantes (Singer, 2018).

# CONTRARREFORMA

Um polêmico *impeachment*, que encontrou sustentação em uma brecha jurídica, destituiu a presidenta Dilma do poder em agosto de 2016. Ela foi acusada de desviar fundos não para obter enriquecimento pessoal, mas para tomar empréstimos de bancos estatais a fim de manter programas sociais, e de usar *pedaladas fiscais* para cobrir lacunas orçamentárias. Michel Temer, o vice-presidente, assumiu as funções de chefe do governo interino durante o período de agosto de 2016 a janeiro de 2019. Ele já tinha poder como presidente do PMDB, que controlava vários governos estaduais e contava com grande número de parlamentares no Congresso. Embora o PMDB não formasse uma base suficiente para governar sozinho, não tivesse uma identidade política e fosse uma organização *guarda-chuva* para líderes regionais, Temer teceu uma aliança neoliberal de centro-direita que incluía diversos partidos e personalidades, como o PSDB de Cardoso e políticos evangélicos, decididos a acabar com a chamada conspiração de Lula e Rousseff para secularizar escolas e instituições brasileiras.

Em 2016, Temer e seus aliados conseguiram aprovar, no Congresso, a Proposta de Emenda Constitucional (PEC) 241 – conhecida como PEC do Teto dos Gastos Públicos – para impor um teto de despesas públicas que afetou programas sociais e de saúde. Já sucateado, com poucos médicos, o SUS – encarregado de assistir pacientes vivendo com HIV/aids –, sofreu com a PEC e com a flexibilização do orçamento mínimo para a saúde, obrigatório a estados e municípios. No ano seguinte, quando a proposta entrou em vigência, o número de brasileiros em pobreza extrema, ou seja, com renda diária inferior a 1,9 dólar, aumentou para 14,83 milhões – para fins de contextualização, a população do Brasil superava 206 milhões (Dolce, 2018). Em 2018, o governo alocou somente 3,6% do orçamento para o MS, porcentagem muito aquém da média latino-americana. Os recursos insuficientes para o SUS, o desemprego e a desigualdade social intensificaram-se, resultando no recrudescimento de várias doenças, principalmente entre as populações indígenas e afro-brasileiras com menos acesso à saúde e educação. A pobreza estava associada a um aumento lento, porém constante da aids, uma vez que a pobreza urbana concentrada propiciava a criação de locais de consumo de drogas e comportamento sexual arriscado, entre outros fatores relacionados à transmissão do HIV, como falta de tempo dedicado aos cuidados próprios, dificuldade em comparecer às consultas médicas e custos inesperados com serviços médicos. O congelamento do financiamento público por vinte anos, conforme determinado pela PEC, provocou deficiências e disparidades na testagem de HIV, atrasos nos tratamentos e interrupções na cadeia de fornecimento de remédios. O acesso aos medicamentos tornou-se segmentado, o que configurou mais um problema. O governo Temer também destruiu o sistema autônomo para a regulamentação de medicamentos, impondo que o gerenciamento da Anvisa sobre aplicações de novas patentes não era mais obrigatório e que a agência devia se limitar a verificar se novas aplicações de produtos biológicos continham substâncias proibidas no Brasil.

Outro problema foi a desatualização dos ARVs utilizados. No Brasil e em grande parte do mundo em desenvolvimento, os preços da primeira linha de ARVs haviam diminuído consideravelmente. Entretanto, o tratamento de segunda linha, com efeitos colaterais menos debilitantes e maiores taxas de adesão do paciente, era protegido por patentes. Com efeito, chegava ao Brasil um sistema global de tratamento de dois níveis, privando o país de medicamentos modernos, mas caros, reservados para as pessoas que podiam pagar com os próprios recursos. Isso forçava o SUS e os pobres a utilizarem drogas mais baratas e mais tóxicas. Para piorar, o ministro da Saúde de Temer, o engenheiro Ricardo Barros, anunciou que incentivaria os planos privados de saúde, agilizaria a liberação da patente dos medicamentos, como exigia a indústria farmacêutica, e cortaria os médicos cubanos do PMM. Barros confessou, embora posteriormente tenha se retratado, que o governo não seria capaz de assegurar, em pouco tempo, o direito ao acesso universal aos serviços de saúde garantido pela Constituição de 1988 (Ilias, 2016).

Logo, eram debilitados os princípios de integridade e gratuidade do sistema nacional de saúde que escoravam amplos programas de prevenção e tratamento para pessoas vivendo com aids. Na realidade, nem Barros nem Temer tiveram interesse em combater o HIV ou fazer o Brasil ocupar um lugar de liderança internacional na luta contra a aids (Basthi, Parker & Terto Jr, 2016). Em maio de 2016, Barros chegou a proibir a participação de Fábio Mesquita, diretor do Departamento de DST, Aids e Hepatites Virais do MS, no Encontro de Alto Nível das Nações Unidas em HIV/Aids em junho, em Nova York. Mesquita pediu demissão do cargo e fez duras críticas ao governo e ao ministro. Pouco depois, o presidente Michel Temer zerou as verbas federais para programas específicos de defesa da comunidade LGBT, promovidos por vários ministérios historicamente vinculados à luta contra a homofobia e a aids.

A crise das respostas à aids, no Brasil, era compatível com as críticas feitas por cientistas e ativistas que questionavam as propostas da ONU, como os ODS e a campanha O Fim da Aids (Zuniga, 2018). Descobriu-se que os ODS tinham pouca visibilidade e não fortaleciam, nem política nem financeiramente, as respostas sanitárias; longe disso, o crescente número de novas infecções por HIV, a cada ano, superava o de pessoas tratando-se com ARVs. O financiamento global para aids também declinou em 2018 – em cerca de 1 bilhão de dólares – e os financiamentos disponíveis para aquele ano – 19 bilhões de dólares – estavam drasticamente abaixo das necessidades das agências internacionais (Cohen, 2018; Kelland, 2019). Segundo a IAS-Lancet Commission, não houve um progresso significativo na redução de novas infecções, o mundo não estava em vias de eliminar a aids e a campanha O Fim da Aids havia, na verdade, criado mais problemas por induzir os governos a cederem (Bekker *et al.*, 2018).

Uma edição especial da revista científica *Global Public Health*, de 2018, criticava a fraqueza dos esforços para restaurar as coalizões sociais com ativistas (Leclerc-Madlala, Broomhall & Fieno, 2018). Agravando a situação, Donald Trump, presidente dos EUA desde janeiro de 2017, barrou as contribuições para agências globais de saúde e reintroduziu a Lei Global da Mordaça. Ele fez, ainda, um apelo ambíguo para eliminar a aids em seu Discurso sobre o Estado da União, em fevereiro de 2019, mostrando que um governo neoliberal e populista de direita radical podia cooptar o termo. A proposta de Trump era diferente da de Clinton, concentrava-se apenas nos EUA. Em novembro de 2019, ao apresentar seu plano orçamentário, Trump esclareceu o que ele realmente pretendia: redução drástica nas contribuições para o GFATM e o PEPFAR (Rogers, 2019).

Enquanto isso, o prestígio do UNAIDS ficava comprometido. Michel Sidibé, diretor-executivo da agência por mais de dez anos, renunciava em maio de 2019, após a divulgação de um relatório devastador sobre sua liderança, o qual motivou a decisão da Suécia de suspender sua significativa contribuição para a agência. De acordo com o relatório, a gestão de Sidibé estava desfigurada por uma cultura patriarcal de favoritismo, nepotismo e tolerância ao assédio sexual. Tragicamente, o representante do UNAIDS acusado de assédio era o brasileiro Luiz Loures, vice-diretor executivo de Sidibé, que havia iniciado sua carreira no PN-DST/aids, em Brasília, antes de mudar-se para Genebra, em meados da década de 1990. O relatório não abordava que, nos anos anteriores, Sidibé não havia levado em consideração a crítica dos ativistas à campanha O Fim da Aids e que a acusação contra Loures indiretamente maculou a imagem do Brasil. Na XXII Conferência Internacional de Aids, sediada em Amsterdã, em 2018, ecoaram as preocupações dos ativistas: a redução do financiamento de doadores e o encolhimento do financiamento internacional e doméstico. Em um contexto de medo e ceticismo quanto ao futuro das políticas de aids, a liderança do Brasil em saúde global seguiu em retrocesso.

## BOLSONARO E A AIDS

Radicais neoliberais, forças religiosas conservadoras e políticos autoritários de extrema direita mobilizaram-se em torno do governo eleito de Jair Bolsonaro, um político com extenso currículo de declarações homofóbicas, empossado em janeiro de 2019. Em outubro de 2018, ele havia derrotado Fernando Haddad, advogado, professor da USP e ex-prefeito de São Paulo. Haddad foi o candidato do PT à Presidência lançado apenas em setembro daquele ano, após o Tribunal Superior Eleitoral decretar injustamente a inelegibilidade de Lula, anunciado como candidato ainda em 2017 – os processos que indeferiram a candidatura de Lula foram posteriormente anulados. Grupos de evangélicos e ultracatólicos apoiaram o presidente Bolsonaro – ele mesmo era um ex-católico, rebatizado evangélico em 2016 – na oposição ao aborto e ao casamento de pessoas de mesmo sexo e foram coniventes com a flagrante homofobia nos discursos incendiários do presidente. Por conta desses apoios, após a eleição de Bolsonaro, os evangélicos passaram a assumir 195 dos 513 assentos da Câmara dos Deputados. No parlamento mais conservador da história da democracia brasileira, fortaleceu-se uma bancada conhecida desde 2015, pelo menos, como BBB. Esse acrônimo aludia, na mídia, ao popular programa de televisão Big Brother Brasil, mas politicamente significava *do boi*, *da Bíblia e da bala*; esse apelido foi atribuído publicamente, pela primeira vez, pela deputada federal Erika Kokay, do PT/DF, à aliança entre parlamentares do agronegócio – defensores da apropriação de terras indígenas na Amazônia –, evangélicos e apoiadores ao acesso da população às armas de fogo.

A promessa de acabar com o crime ao facilitar o acesso às armas e conceder amplos e plenos poderes às forças policiais foi endossada por uma grande parcela da população, consternada com a violência urbana; estava, também, em consonância com o passado de Bolsonaro como oficial do Exército, com um histórico de enaltecimento da Ditadura Militar. Para o político da lei e da ordem, os direitos humanos, alicerces do trabalho das ONGs, deveriam ser ignorados por, supostamente, protegerem criminosos. Além disso, Bolsonaro incorporou o discurso dos conservadores fiscais quando promoveu uma contrarreforma no sistema previdenciário para, teoricamente, reduzir a dívida pública – processo iniciado no governo Temer –, e tentou reduzir os recursos do SUS para favorecer empresas médicas privadas. Na proposta da reforma da Previdência, um dispositivo judicialmente respaldado impedia o acesso a remédios por pacientes portadores de doenças raras ou por aqueles que necessitassem de medicamentos ainda não disponíveis no Brasil, obliterando uma conquista dos ativistas da saúde na década de 1990.

O novo governo anunciou mudanças na política de medicamentos do Brasil, seguindo os conselhos da poderosa PhRMA. Em julho de 2019, um Plano de Combate ao Backlog de Patentes governamental prometia reduzir impostos e pendências de aprovações de patentes de medicamentos produzidos no setor privado, uma vez que o tempo médio da concessão – de alguns anos, no Brasil – era apontado como fator de incerteza jurídica para empresas farmacêuticas (PhRMA, 2020). Bolsonaro também suspendeu contratos com laboratórios públicos para a produção de genéricos, encerrou o Conselho Nacional de Combate à Discriminação LGBT, um organismo federal criado por Lula em 2010, e cancelou a política de redução de danos para HIV – troca gratuita de seringas para usuários de drogas injetáveis –, no intento de promover a abstinência – atendendo à demanda das igrejas evangélicas conservadoras que estimulavam essa prática em suas *comunidades terapêuticas*. Em março de 2019, diplomatas brasileiros opuseram-se ao conceito de direitos sexuais que havia amparado campanhas antiaids anteriores. Na 63ª edição da Comissão da ONU sobre a Situação das Mulheres, a qual reuniu mais de 5,2 mil representantes da sociedade civil, chegaram até a questionar a frase "acesso universal à saúde sexual e reprodutiva" no documento final, sob pretexto de apologia ao aborto (Castro *et al.*, 2019). O presidente brasileiro também aprovou um decreto-lei de restrição e controle de ONGs no Brasil (Kaisser, 2019). Ele demonizou as ONGs, de modo geral, e os ativistas das áreas da saúde e do meio ambiente, em particular, não só por motivos ideológicos – os ativistas eram descritos como comunistas –, mas também por razões práticas.

O regime autoritário não queria ser responsabilizado indistintamente, ao contrário de governos anteriores, que consideravam os grupos de vigilância dos ativistas sem fins lucrativos fundamentais para suas atividades. Ademais, Bolsonaro inclinava-se a uma característica dos governos necropolíticos: o ocultamento dos dados sociais. Em maio de 2019, ele suprimiu o termo aids do nome do programa do MS e criou, sem nenhuma discussão com os ativistas ou sanitaristas, um novo departamento, o DDCCIST, incluindo aids, tuberculose e hanseníase. A decisão, oficialmente tomada em resposta às críticas do UNAIDS, que havia pressionado pela fusão de programas de aids com um sistema de saúde mais amplo, terminou por reduzir a autonomia, os recursos e a visibilidade do enfrentamento da doença. Incentivada pelo novo clima político, a CNI solicitou que o STF revogasse a lei que proibia a demissão de trabalhadores vivendo com HIV.

As mudanças foram apoiadas pelo médico ortopedista Luiz Henrique Mandetta, ministro da Saúde de Bolsonaro de janeiro de 2019 a abril de 2020. Mandetta era filiado ao Democratas (DEM), partido de direita que fez parte da base de apoio ao governo Temer, foi favorável à PEC do Teto de Gastos Públicos, em 2016, e estava vinculado a empresas que fornecem planos de saúde. Ele recorreu a um argumento usado por farmacêuticas do setor privado para descartar estratégias de administrações anteriores, referentes à ameaça de quebra de patentes; com isso, haveria a destruição da inovação e o lucro necessário para o investimento privado (Peduzzi, 2019). Ele também retirou recursos dos programas de prevenção por acreditar que o Estado não podia *ofender* as famílias com campanhas preventivas de ISTs. Com o embaçamento da linha divisória entre igreja e Estado, a abstinência foi entusiasticamente promovida pela pastora evangélica Damares Alves, ministra da Mulher, da Família e dos Direitos Humanos de Bolsonaro, e por Abraham Weintraub, ministro da Educação de Bolsonaro, paladinos do movimento Escola sem Partido, conhecido por inibir professores de discutir política e educação sexual com os alunos e condenar a *ideologia de gênero*. Prosseguiu-se com a propaganda de incentivo à abstinência sexual, ou ao adiamento da iniciação sexual na juventude até o matrimônio, apesar de evidências que mostravam como isso não contribuiria para evitar a gravidez na adolescência. Eram, pelo contrário, proposições ineficientes e irrealistas, pois os casos de sífilis alcançavam os maiores índices em uma década e a aids avançava significativamente entre os jovens.

Na esteira desses movimentos conservadores, uma cultura de silêncio sobre sexualidade, gênero e preconceito, temas fundamentais para dialogar sobre ISTs com a parcela populacional mais jovem, generalizou-se nas escolas. Bolsonaro, Alves e Weintraub abraçaram conceitos de abstinência, recusados nos anos anteriores pelos governos Lula e Dilma, segundo os quais os casais deviam ser sempre monogâmicos e os jovens guardar as relações sexuais para o casamento. Ao mesmo tempo, a falta de liderança no enfrentamento da aids forneceu terreno fértil para rumores e teorias da conspiração: um milhão de bananas da Guatemala infectadas com aids; enfermeiras falsas em visitas a favelas para injetar HIV na população; funcionário descontente da Coca-Cola envolvido na contaminação de produtos da empresa com HIV; confissão do cientista norte-americano Robert Gallo sobre a criação do HIV como tática de despovoamento mundial; e mulher negra, do Nordeste do Brasil, responsável pela infecção de centenas de homens com aids (Brasil, 2019).

É importante assinalar, porém, que o governo Bolsonaro não conseguiu controlar todo o maquinário estatal. No campo da saúde, as ONGs resistiram de acordo com as possibilidades e o MS contava com o trabalho de profissionais da saúde de visão progressista; paralelamente, a relativa autonomia de alguns governos estaduais possibilitava aos dirigentes a condução das próprias políticas sanitárias. Quanto à educação, a incapacidade do presidente dificultou, nas universidades públicas, a instauração de medidas enérgicas e ferrenhas contra acadêmicos de alto senso crítico. No âmbito econômico, parte do setor privado reagia sem entusiasmo às suas raras e atrapalhadas tentativas de privatizar companhias públicas. Em termos políticos, a frustração do desejo de controle predominante de um Congresso fraturado em um sem-fim de pequenos partidos levou Bolsonaro a ficar sem legenda, de modo provisório, desde que deixou o Partido Social Liberal (PSL). Soma-se a essas circunstâncias a resolução do STF, mais alta instância do Judiciário brasileiro, de transformar a homofobia em crime – assim como fez com o racismo –, decisão relevante sobretudo no Brasil, líder mundial em homicídios da população transgênero (Lopes, 2019).

Infelizmente, a determinação do STF não teve o efeito esperado; o presidente brasileiro manifestou publicamente seu desacordo e continuou a fazer os comentários homofóbicos que haviam caracterizado sua carreira política. Em 2019, ironizou o fato de o deputado eleito Jean Wyllys, que já havia enfrentado a homofobia dos Bolsonaro – pai e filhos –, ter desistido de tomar posse após sofrer ameaças de morte – o mandato foi transferido ao primeiro suplente, David Miranda (Psol/RJ) –, referindo-se a Wyllys e Miranda como *meninas* por conta da orientação homoafetiva de ambos. Isso aconteceu quando era registrada, no Brasil, uma média de 39 mil novos casos anuais de aids no período de 2014 a 2018; em 2019, cerca de 920 mil pessoas viviam com HIV, uma piora em comparação com as 640 mil em 2010 (Brasil, 2020). O presidente, todavia, prosseguiu em suas falas preconceituosas. Pouco antes do Carnaval de 2020, quando se pretendia emplacar uma retrógrada campanha de abstinência sexual, Bolsonaro afirmou que uma pessoa com HIV representava "uma despesa" para todos os brasileiros e referiu-se aos soropositivos como *aidéticos*, termo estigmatizante utilizado no início da década de 1980 (Collucci, 2020).

## ENTRE O EXCEPCIONALISMO E O RETROCESSO

O retrocesso das políticas referentes à aids no Brasil, no período de 2008 a 2019, resulta de desdobramentos políticos internos e globais e representa o final do excepcionalismo atribuído à doença. O TcP era desenhado como um conjunto sofisticado e preciso de ações, já que se concentrava na redução do risco individual por métodos como a testagem para o HIV, a prevenção da transmissão vertical quando a gestante é soropositiva e os tratamentos profiláticos viabilizados pela PrEP e PEP. Não obstante, o debate sobre gênero e orientação sexual ficou minguado e questões estruturais vinculadas à aids deixaram de ser uma prioridade. A luta contra a doença foi relegada a especialistas, com excessiva glorificação da tecnologia, e esteve focada em grupos considerados de risco, diminuindo a luta abrangente e frontal contra o preconceito e a realização de parcerias entre o governo e o ativismo. Assim, O Fim da Aids ajudou, indiretamente, a solapar o status excepcional da doença, a criar expectativas desmedidas no poder tecnológico de eliminar a doença, a despolitizar o enfrentamento da aids e a privilegiar a biomedicalização das respostas. O retrocesso na luta antiaids, em várias partes do mundo, significou a ruptura de uma crença intrínseca à história da aids: programas sanitários bem-sucedidos ajudam a controlar epidemias e, ao mesmo tempo, constroem melhores sistemas de saúde. Caracterizou também o fim da ideia de que a aids seria excepcional por ensejar a discussão de temas políticos e culturais raramente tratados pela medicina, como discriminação, preço de medicamentos, produção de genéricos e assimetrias globais de poder.

Fatores internacionais interagiram, no Brasil, com fatores locais: a fragmentação da esquerda, que permaneceu à sombra de seu passado combativo; a erosão da aliança entre representantes do governo, profissionais da saúde pública, diplomatas e ativistas da saúde que apoiavam políticas antiaids progressistas; a ascensão de governos neoliberais e autoritários; e a notoriedade alcançada pelo conservadorismo católico e evangélico, por exemplo. Outros aspectos também foram cruciais, como o aumento da desigualdade social, a persistência de posturas homofóbicas e o subinvestimento em saúde pública. O avanço da extrema direita brasileira contribuiu para que se abandonassem o compromisso com mudanças na estrutura e as abordagens amparadas pelos direitos humanos relacionados à aids. A tentativa de imposição de uma ordem baseada no neoliberalismo subtraiu o espaço da defesa política da aids, do financiamento público da mobilização civil e mesmo da existência dos ativistas. Bolsonaro vigorosamente atendeu às agendas de conservadores religiosos e fiscais, sempre presentes ao longo da história da aids, porém ignorados pelos governos na virada do século XX para o XXI. Em seu tempo na Presidência, demonstrou que o autoritarismo e as forças reacionárias são capazes de destruir, pelo menos por alguns anos, o progresso conquistado anteriormente.

Desde março de 2020, o desmantelamento do setor sanitário e a convicção de Bolsonaro de que existiam indivíduos descartáveis – como os povos indígenas da Amazônia, os negros, os pobres das favelas e os LGBTQIA+ – tornaram incontroláveis os reflexos da pandemia de covid-19 e confirmaram o colapso da outrora excepcional resposta brasileira à aids (Ortega & Orsini, 2020). A interação entre as catastróficas resoluções governamentais para lidar com o coronavírus e a estridente homofobia bolsonarista será analisada no epílogo.

## COVID-19, NECROPOLÍTICA E AIDS

A pandemia de covid-19 prejudicou profundamente a luta contra a aids e outros flagelos globais, como a tuberculose e a malária. A crise sanitária provocada pelo SARS-CoV-2 reduziu as contribuições de ajuda externa dos países desenvolvidos à saúde global, colocando em risco o progresso contra doenças infecciosas, e desviou recursos humanos e sanitários tanto do tratamento quanto da prevenção dessas doenças. Muito menos pessoas vivendo com HIV procuraram diagnóstico ou medicação porque tinham medo de se infectar com o coronavírus nos hospitais e nas clínicas. Milhões de pessoas, no Brasil e no restante do mundo, foram levadas à pobreza extrema por causa da pandemia, ainda mais limitadas no acesso a tratamentos. A propagação e a retração dos casos de aids e de covid-19 apresentaram pontos coincidentes e divergentes. As patologias moveram-se em velocidades diferentes pela sociedade, percorrendo distintos aspectos da cultura e da política. O coronavírus rapidamente se espalhou pelo mundo, causando a mortalidade de indivíduos em poucos dias ou semanas, logo após os primeiros casos na cidade de Wuhan, na China, em dezembro de 2019. A aids, por sua vez, alastrou-se furtivamente na década de 1980, matando *silenciosamente*; em alguns meses, milhares de pessoas morreram antes que médicos e autoridades pudessem decidir como enfrentar o que acontecia. No entanto, a morosidade para elaborar e divulgar respostas às doenças estabeleceu uma semelhança entre ambas: o tratamento da aids com ARVs tardou a chegar aos países em desenvolvimento e as vacinas contra covid-19 também chegaram tarde às nações mais pobres, por vezes em quantidades insuficientes.

No Brasil, a covid-19 sobrecarregou hospitais e postos de saúde, fez profissionais municipais e estaduais da saúde encarregados de doenças reprodutivas trabalharem de forma remota, em suas casas; interrompeu o abastecimento de testes e Tarv; demandou o deslocamento dos limitados recursos para a prevenção e o monitoramento do HIV; e criou dificuldades para a permanência da atuação de OSCs de enfrentamento da aids. Tudo isso afetou as 920 mil pessoas que, no começo de 2020, viviam com HIV no Brasil. Os hospitais começaram a registrar esses pacientes como mais propensos a ficar gravemente doentes com a covid-19 e a morrer, caso fossem hospitalizados, diferentemente de quem não tinha histórico prévio de comorbidade (Daniels, 2019, 2020). O UNAIDS e o periódico *The Lancet* forneceram porcentagens internacionais para exemplificar o problema no Brasil: em 2020, o número de pessoas que procuraram o teste de HIV diminuiu 22% em relação a 2019 e o índice de mortes decorrentes do HIV poderá aumentar, ao longo dos próximos cinco anos, em até 10%, se comparado com o período anterior à pandemia de covid-19 (Hogan *et al.*, 2020; Mandavilli, 2020).

A nefasta resposta do governo autoritário de Bolsonaro às emergências pandêmicas, em 2020 e 2021, contribuiu para a queda das ações governamentais concernentes à aids, ocasionada por dois elementos que destacamos. O primeiro deles relaciona-se aos esforços oficiais para o desmantelamento do sistema de saúde e da democracia, iniciados depois do golpe contra Dilma Rousseff. Esse movimento esteve pautado pelo questionamento infundado da ciência e pela desinformação promovida pelo governo Bolsonaro. Isso também se atrela à redução dos programas sociais e ao sucateamento da saúde pública, com o consequente agravamento da pobreza, da discriminação e da desigualdade social (Malta *et al.*, 2020). O segundo elemento potencializou um fator social e histórico aparentemente escondido: o governo Bolsonaro tratou determinados segmentos da população – indígenas e quilombolas, por exemplo – como cidadãos de segunda classe, cujas mortes eram irrelevantes por serem consideradas descartáveis. Essas ações foram produtos de um racismo estrutural associado às atitudes machistas, autoritárias e conservadoras no tocante à aids. Foram reforçadas a crueldade, a inferiorização das vítimas e a homofobia, de maneira semelhante ao que já existia contra os mais vulneráveis ao vírus – os pobres da comunidade LGBTQIA+, os usuários de drogas, as trabalhadoras e os trabalhadores sexuais –, especialmente no início da epidemia da aids. Apesar das políticas progressistas iniciadas no fim da década de 1980, a intolerância, o preconceito e a violência persistiram e intensificaram-se com Bolsonaro e os políticos conservadores entre 2019 e 2021.

A prática estatal de facilitar a morte dos mais pobres e excluídos da sociedade evoca o conceito de necropolítica, desenvolvido por Achille Mbembe. De acordo com Mbembe (2019), os governos neoliberais encenam uma versão radical de soberania ou dispõem das vidas de pessoas classificadas como "desprezíveis", "inferiores" ou "improdutivas". Bolsonaro implementou decisões sobre quem deveria viver e quem deveria morrer durante a pandemia e procurou retratar a alta letalidade, em suas brutais palavras, como um fato fortuito, não uma responsabilidade do Estado. O princípio organizador da necropolítica bolsonarista durante a pandemia foi a imunidade de rebanho, com a suposição de que muitas pessoas teriam de morrer, mesmo que isso significasse mais mortes do que realmente ocorreriam se medidas de contenção fossem adotadas. O recorrente comportamento do presidente brasileiro, de absoluta falta de empatia com as vítimas e os familiares de brasileiros vitimados pelo coronavírus, esteve alinhado ao seu total descaso com as pessoas vivendo com aids, com a participação social e com a intersetorialidade. A homofobia foi um ingrediente importante no constante desdém pela ciência durante a pandemia. Por isso, é fundamental analisar, na medida em que nos aproximamos do desfecho de nosso recorte temporal, a confluência entre a resposta de Bolsonaro ao coronavírus e o declínio da qualidade das respostas ao impasse do HIV/aids no Brasil.

## O CORONAVÍRUS BRASILEIRO E OS DISCURSOS LGBTQIA+FÓBICOS

O desprezo de Bolsonaro pela população, especialmente no início da pandemia, e a negociação das vacinas foi consoante com sua constante desvalorização das pessoas LGBTQIA+. Em várias oportunidades, o presidente do Brasil salientou que qualquer sanitarista ou jornalista a alertar sobre a pandemia era essencialmente um covarde – na visão dele, um estereótipo dos gays, o completo oposto à masculinidade da qual ele era um arquétipo. Em função de seus ataques e por causa de um sistema de vigilância debilitado, pouco se fez depois do primeiro caso de covid-19, registrado em São Paulo, em 26 de fevereiro de 2020 – um homem de 61 anos que voltava da Itália. Mais casos foram confirmados no último dia daquele mês, quando a OMS declarou uma Emergência de Saúde Pública de Importância Internacional (PHEIC, na sigla em inglês) (Opas, 2020). Em 7 de março, ignorando os riscos, Bolsonaro jantou com o presidente Donald Trump na Flórida. Posteriormente, mais de vinte membros de sua delegação apresentaram testes de resultado positivo para o coronavírus e Bolsonaro, ainda assim, não realizou o isolamento. No final de março, quando a OMS classificou a covid-19 como pandemia, estágio mais grave que a PHEIC, todos os 26 estados brasileiros, mais o Distrito Federal, apresentaram casos; o registro total foi superior a 2 mil contaminados e o número de óbitos passou para 80.

Em 18 de março, a Abrasco alertou que os afro-brasileiros residentes em favelas tinham 38% mais chances de morrer de covid-19 se comparados aos brancos. A associação exigiu ajuda para que houvesse dispensa do pagamento de contas de água, luz e telefone, distribuição de alimentos e *kits* higiênicos, campanhas de lavagem das mãos e uso de máscaras, bem como um programa massivo de testagem (Abrasco *et al.*, 2020). A demanda revelou a baixa disponibilidade de recursos essenciais entre os pobres, como saneamento básico, acesso a informações médicas, computadores, transporte seguro, boa moradia e empregos formais com proteção previdenciária.

Bolsonaro ignorou a Abrasco, desconsiderou os conselhos médicos, ridicularizou as máscaras, participou de manifestações presenciais de seus apoiadores e incentivou as pessoas a voltarem ao trabalho, chamando a pandemia de "uma gripezinha" (Calil, 2021; Uribe & Carvalho, 2020). No Palácio do Planalto, cumprimentava as pessoas com apertos de mãos e constrangia quem o visitava, com a frase "máscara é coisa de viado" (Bergamo, 2020). Além disso, o presidente manteve sua LGBTQIA+fobia em crítica ao Exame Nacional do Ensino Médio (Enem), por haver, na prova de 2018, uma questão sobre o dialeto pajubá – proveniente da adaptação de formas étnico-linguísticas de origem africana, sobretudo iorubá, e da combinação de palavras e expressões criadas –, difundido com sentido de afirmação identitária, senso coletivo e irreverência em meio à comunidade LGBTQIA+ (Bezerra, Lobel & Martins, 2018); também ameaçou vetar projetos audiovisuais com essa temática que solicitassem fundos públicos e interveio na anulação de um vestibular específico para transgênero e intersexuais na Universidade da Integração Internacional da Lusofonia Afro-Brasileira (Unilab), sediada no Ceará. Em uma reunião ministerial no dia 22 de abril de 2020, divulgada meses depois pelo STF, o presidente queixou-se de sofrer perseguição por parte de seus inimigos e confessou a seus ministros ter certeza de que seria condenado nos tribunais por homofobia (Leia a íntegra..., 2020).

Ao traçar uma dicotomia entre vidas e meios de subsistência, Bolsonaro tentou impor a primazia dos interesses comerciais. De acordo com ele, as quarentenas eram piores do que o próprio vírus, haja vista o desemprego produzir escassez de alimentos, violência doméstica e suicídio. Em abril, quando a OMS notificou mais de 1 milhão de casos de covid-19 em todo o mundo, o presidente brasileiro propôs um isolamento vertical para confinar apenas grupos de risco, como idosos e pessoas com comorbidades, diferente do que foi feito nas quarentenas europeias. Essa ideia sustentou a convicção do presidente de ser preciso alcançar a imunidade de rebanho o mais rápido possível, pois esse seria o único caminho. O Conselho Nacional de Secretários Estaduais de Saúde, organizações profissionais e ex-ministros da Saúde criticaram o isolamento vertical e classificaram-no como crime; em artigos de revistas norte-americanas, Bolsonaro foi apontado como um dos piores exemplos mundiais de negligência governamental (Ortega & Orsini, 2020; Lasco, 2020).

Em sentido oposto, João Doria, governador de São Paulo, empresário que aspirava a ser candidato nas eleições presidenciais de 2022, promoveu o uso de máscaras, estabeleceu restrições e exigiu coordenação entre as autoridades federais e municipais. Doria e outros governadores foram duramente criticados por Bolsonaro; o presidente passou a chamá-lo publicamente de "calcinha apertada", em alusão às calças justas e "femininas" usadas pelo governador, sugerindo que ele fosse gay. Ao mesmo tempo, campanhas oficiais xenófobas e anticomunistas foram lançadas pelo governo, em um país que possui o maior número de imigrantes da China e do Japão na América Latina. A China foi acusada de causar intencionalmente a pandemia, embora uma pesquisa tenha demonstrado que a maioria dos casos de covid-19 entre brasileiros teve origem na Itália – em 11 de abril de 2020, havia 20,7 mil ocorrências da doença no país europeu e 1.124 óbitos registrados. Depois que imagens de hospitais lotados e fossas comuns em cemitérios no Brasil apareceram nos jornais, Bolsonaro disse que não era responsável por administrar a crise, pois "não era um coveiro" (Saldaña, 2020). Ele ainda encorajou o uso de hidroxicloroquina (HCQ) e cloroquina para controlar a covid-19; sua obsessão por essas drogas era principalmente política – salientou sua admiração por Trump –, mais do que pelas alegações controversas do cientista francês Didier Raoult, pioneiro no incentivo ao uso dessas drogas. Para Bolsonaro, a HCQ forneceu uma alternativa às restrições sociais e uma possibilidade de continuar a busca pela imunidade coletiva. Cientistas brasileiros que expressaram ceticismo sobre a eficácia e segurança da HCQ foram submetidos a artigos difamatórios nas redes sociais, sofreram investigações judiciais e até receberam ameaças de morte (Wessel, 2020; Corrêa, Vilarinho & Barroso, 2020). Bolsonaro glorificou a cloroquina como se fosse uma bala mágica; isso foi fundamental para garantir o apoio dos evangélicos que falavam a seu respeito em termos messiânicos, para reafirmar sua reivindicação autoritária como comandante do país, para perseguir jornalistas que questionavam o uso dos medicamentos e para estimular os apoiadores que pediram o fechamento do STF, responsável por investigar seu envolvimento em corrupção governamental e difusão de *fake news*.

Dois ministros da Saúde, Luiz Henrique Mandetta e Nelson Teich, foram exonerados de seus cargos em 16 de abril e 15 de maio de 2020, respectivamente, por terem pedido mais estudos antes de aprovar o medicamento como instrumento para lutar contra a pandemia (Mandetta, 2020). Com a renúncia de Teich, menos de um mês depois de assumir a pasta, Bolsonaro nomeou como ministro Eduardo Pazuello, um general do Exército ainda na ativa que não tinha experiência em saúde e delegou altos postos no ministério a oficiais militares para cumprirem suas ordens sem hesitação. Quando Pazuello assumiu o novo cargo, o número de casos confirmados passou de 1 milhão, tornando o Brasil o segundo colocado em total de ocorrências, atrás apenas dos EUA. Contrariando a OMS, Pazuello fez da HCQ a principal medida oficial do governo federal; ele e Bolsonaro compraram cloroquina da Índia e instruíram o laboratório do Exército a produzir mais de um milhão de comprimidos em poucas semanas, um aumento notável em relação aos 250 mil produzidos em 2019.

Bolsonaro tentou ocultar informações sobre as mortes por coronavírus, relatando apenas novos casos diários e destacando o número de pessoas recuperadas. Em 6 de junho, o STF obrigou o governo a publicar dados sobre a pandemia; apesar da formação de um consórcio de mídia privada para monitorar os dados da doença, existia ainda uma subnotificação por efeito de índices muito baixos de testagem (Dyer *et al.*, 2020). Previamente, nos primeiros meses de 2020, o governo federal cortou os recursos para realizar o censo populacional, ferramenta fundamental para alocar programas sociais. O intento de acabar com os sistemas de informação é uma característica típica dos regimes necropolíticos, a fim de que o retrocesso nas políticas estatais não possa ser medido e, eventualmente, punido.

O poder de Bolsonaro para encobrir as mortes teve mais sucesso no Amazonas, em desacato à ordem do STF de proteger 305 comunidades indígenas, cerca de 900 mil pessoas. O desmonte da legislação ambiental facilitou a pilhagem de terras indígenas e permitiu que fazendeiros, madeireiros e garimpeiros ilegais destruíssem as condições de vida dos povos originários e, literalmente, assassinassem seus líderes e levassem o coronavírus a essas populações. No entanto, a partir de março de 2020, esses povos da Amazônia protegeram-se com o isolamento para lidar com trágica taxa de mortalidade por coronavírus, 32% maior do que a da população geral.

No início de agosto, quando o Brasil atingiu 3 milhões de infecções e 100 mil mortes, a Abrasco, o escritório brasileiro da Oxfam e várias organizações de saúde acusaram o governo de ações criminosas e passaram a usar o termo necropolítica. Antes da pandemia no Brasil, essa concepção era um referencial teórico em estudos sobre operações brutais da polícia em favelas na chamada guerra às drogas e sobre a prisão em massa de afrodescendentes. Com a covid-19, o conceito tornou-se mais abrangente e passou a incluir os pobres considerados descartáveis no cenário pandêmico. A necropolítica brasileira ganhou destaque acadêmico internacional em um artigo da *The Lancet*, cuja tese era a de que a biopolítica de Michel Foucault, segundo a qual os indivíduos são induzidos à autodisciplina, foi insuficiente para compreender o autoritarismo do presidente, que decidia quem viveria e quem morreria. Segundo o artigo, Bolsonaro deixou muitos pobres com um dilema insolúvel: morrer de fome ou morrer de covid-19 (Dall'Alba *et al.*, 2021).

## VACINAS: ESPERANÇA EM NOVA BALA MÁGICA

No final de 2020, duas vacinas conquistaram a esperança de políticos, jornalistas e cientistas do Brasil: a CoronaVac, produzida na China em parceria com o Instituto Butantan, em São Paulo, e a AstraZeneca, desenvolvida em uma cooperação da Universidade de Oxford, na Inglaterra, com a Fiocruz, no Rio de Janeiro. Elas apareceram como uma solução rápida que teria impacto ao atenuar a crise instaurada pela pandemia. Inicialmente, Bolsonaro recusou as vacinas, em especial a *chinesa de Doria*, e mais tarde foi ambivalente. Ele participou com hesitação do COVAX Facility, uma iniciativa liderada pela OMS, em conjunto com a GAVI, para garantir vacinas a países em desenvolvimento. Contudo, ao seguir Trump, foi contra o pedido da Índia e da África do Sul, na OMC, para suspender as patentes dessas vacinas, de modo que pudessem ser produzidas com maior rapidez por mais laboratórios no mundo. Assim, Bolsonaro renegou a posição histórica do Brasil nos primeiros anos do século XXI e a decisão de 2007, de quebrar a patente do ARV efavirenz para defender a saúde acima do lucro. Isso seria realizado dentro do TRIPS da organização e da própria lei brasileira, já que permitem o licenciamento compulsório de patentes, um feito que outrora elevou o país a líder na saúde global. Nesse evento de proporção internacional, ficou notório, durante um dos momentos mais críticos da pandemia, que as respostas mundiais foram dominadas por preocupações e políticas nacionais. O surgimento de governos abertamente nacionalistas, como os liderados por Trump e Bolsonaro, desafiou visões prévias sobre a existência de interesses globais e da saúde global que haviam existido nos EUA e no Brasil.

Em novembro, um relutante Bolsonaro aceitou que houvesse vacinação no futuro, mas insistiu que a imunização nunca seria obrigatória e acusou a Pfizer de não se responsabilizar por possíveis efeitos colaterais do imunizante. Segundo ele, uma das decorrências poderia ser a metamorfose de pessoas em jacarés. Na mesma frase, utilizou outros exemplos discriminatórios vinculados à sexualidade: a vacina faria com que as mulheres passassem a ter barbas e os homens falassem com a "voz afeminada". Em um evento no qual poucos participantes usavam máscaras, quando o país havia superado 162 mortes por covid-19, Bolsonaro reclamou da pandemia e repreendeu agressivamente os brasileiros, exigindo que o Brasil devia "deixar de ser um país de maricas", outra clara referência a estereótipos atribuídos aos homens gays (País de maricas..., 2020). Durante uma de suas *lives* semanais pelo YouTube, em agosto de 2021, o presidente leu uma suposta notícia cujo texto afirmava, equivocadamente, que pessoas completamente vacinadas contra a covid-19 teriam risco de infecção pelo HIV – ele argumentou, dias depois, ter se baseado na matéria de uma revista. Imediatamente, ativistas, sanitaristas e organizações médicas desmentiram a fala de Bolsonaro.

Apesar das ações e declarações do presidente, as vacinas tiveram maior apelo desde as últimas semanas de janeiro de 2021 e começaram a ser aplicadas em março do mesmo ano. Naquele momento, os resultados da negligência dos brasileiros quanto às medidas de distanciamento social durante as comemorações de Ano Novo foram sentidos. No início do ano, uma nova variante da covid-19 – denominada gama – atingiu Manaus, a maior cidade da Região Amazônica, onde aproximadamente 40% dos residentes viviam sem água encanada e hospitais superlotados não tinham equipamentos de salvamento suficientes. O surto foi preocupante, especialmente para os defensores da imunidade coletiva. Os epidemiologistas estimaram que a taxa de infecção em Manaus, após o primeiro surto – ocorrido em maio de 2020 –, seria de até 76%; eles presumiram que isso conferiria alguma imunidade natural à população e acreditaram, erroneamente, que uma explosão repentina era improvável (Taylor, 2021).

Questionado nacional e internacionalmente, Bolsonaro substituiu Pazuello por Marcelo Queiroga, um médico cardiologista que prometeu acelerar a vacinação, mas nunca promoveu o uso de máscaras nem conseguiu silenciar as crescentes acusações de omissão e necropolítica. Um artigo no *British Medical Journal* assinado por professores paulistas acusou o governo de "crimes contra a humanidade" pelo "uso massivo e sistemático de pressão para induzir o público a se comportar de determinada maneira, de acordo com um plano pré-concebido" (Ventura, Aith & Reis, 2021: 1). Em outubro de 2021, uma Comissão Parlamentar de Inquérito (CPI) encontrou evidências de corrupção na compra de suprimentos médicos e vacinas. Foi solicitado, na leitura do relatório final da CPI da covid, o indiciamento de Bolsonaro por crimes em função de sua repreensível conduta durante a pandemia, ao propagar notícias falsas e desinformação sobre o coronavírus; após um intenso debate, entretanto, houve a revogação de termos como genocídio e necropolítica (Costa & Rodrigues, 2022). As razões para a supressão das expressões não são claras, mas podem estar relacionadas ao temor de que não fossem aceitas em um tribunal internacional. No mesmo mês, quando cerca de mais da metade da população estava imunizada com pelo menos duas doses contra o coronavírus, o presidente – que se vangloriava de não estar – espalhou *fake news* abertamente, em vídeo, sugerindo que pessoas vacinadas poderiam ter adquirido o vírus do HIV. Facebook e Instagram retiraram o vídeo do ar, com a justificativa de que o conteúdo veiculava mentiras sobre os efeitos colaterais dos imunizantes. A RNP+Brasil, a Abia e outras ONGs repudiaram Bolsonaro por disseminar a falsa associação entre a aids e a vacina contra a covid-19 (Daniels, 2021).

## ESPERANÇA

O descaso oficial com o SUS, os fatores contextuais e os históricos racistas e discriminatórios do Brasil tornaram o governo brasileiro um determinante político do agravamento da covid-19 e da aids. Com Bolsonaro, o Brasil perdeu seu prestígio global de outrora na luta contra a doença. A conduta de excessivo moralismo do governo, a qual resultou no cancelamento da prevenção contra a aids e em discursos violentos e necropolíticos, explica o desmantelamento dos programas de saúde, o questionamento a ciência, o enxugamento das instâncias de participação da sociedade civil no âmbito do governo federal e a intensificação dos ataques à igualdade racial e de gênero, aos direitos indígenas e ao meio ambiente. As agressões a alvos específicos, bem definidos, não foram somente um meio de assegurar o apoio dos grupos conservadores e religiosos mais radicais, mas também de possibilitar que houvesse a disseminação da covid-19 e banalizar a morte de muitos pretos, pardos, indígenas, gays, profissionais do sexo, pessoas privadas de liberdade e usuários de drogas injetáveis. O conservadorismo e o fechamento das escolas por conta da pandemia afetaram sobremaneira a juventude, pois dificultaram o acesso de adolescentes e adultos jovens aos conselhos e serviços de saúde reprodutiva, bem como aos locais de realização de testes de HIV. Além disso, os programas educativos oficiais promoveram informações falsas à comunidade LGBTQIA+ sobre a ineficácia de preservativos e outros métodos contraceptivos. O governo Bolsonaro tinha conhecimento do alarmante aumento do HIV na faixa etária de 15 a 24 anos e entre gestantes, mas nada fez para obter financiamentos complementares, permitindo o desabastecimento de testes e medicamentos para aids.

O prejuízo promovido por Bolsonaro na pandemia de covid-19, que agravou a aids em indicadores ainda não conhecidos por completo, revelou o retorno do país a uma situação parecida com a vivenciada no início da epidemia de aids, na década de 1980, quando a insensatez e a negação do problema coexistiram com o preconceito e a discriminação contra suas vítimas. Igualmente, restaurou obstáculos históricos arraigados, excludentes e perversos, como racismo, autoritarismo, machismo e profundas desigualdades sociais, em um contexto de democracias precárias que facilitaram a erosão da cultura de tolerância, dos programas sociais promovidos pelos ativistas de aids e dos governos progressistas da virada do século XXI (Schwarcz, 2019).

Esperamos que o colapso das políticas de enfrentamento da aids entre 2018 e 2021 seja revertido. Essa esperança iniciou-se ao final de 2022, com a designação de Nísia Trindade Lima para ministra da Saúde, como parte do governo eleito de

Luiz Inácio Lula da Silva – em seu retorno à Presidência da República –, com enorme possibilidade de reviver e multiplicar os melhores momentos da história recente do Brasil. Em janeiro de 2023, a aids ganhou visibilidade novamente com a mudança de nome do Departamento de Vigilância de IST/Aids e Hepatites Virais do novo ministério. O Departamento de Vigilância, Prevenção e Controle das Infecções Sexualmente Transmissíveis, do HIV/Aids e das Hepatites Virais foi alterado pelo ministro de Bolsonaro para DDCCIST, rebaixando a área de HIV/aids a uma coordenação, apesar da crítica dos ativistas. Nísia, Lula e o departamento têm que lutar em um cenário mundial no qual a globalização e a saúde global experimentam acentuado declínio pela eclosão da pandemia de coronavírus e da Guerra na Ucrânia. Muitos governos têm recusado o multilateralismo; sem dúvida, os países industrializados recuaram nos últimos anos para abordagens sanitárias nacionais, com preocupações secundárias no panorama da saúde global. Como os resultados nacionais de saúde estão inextricavelmente ligados aos desenvolvimentos globais, a necessidade de reconstruir a governança na saúde global é mais urgente do que nunca.

É preciso aprender com a história os perigos da marginalização, do estigma e da discriminação, no trabalho de salientar o empenho dos ativistas da aids em suas parcerias com Estado, cientistas, sanitaristas e setor privado, com agências internacionais e ativistas transnacionais. É também a história que nos mostra os riscos do nacionalismo sanitário, o equívoco de resistir às iniciativas dos países em desenvolvimento e os esforços para manter o protagonismo de uma nação de renda média em um momento de adversidade mundial. No passado recente, atores locais conseguiram contrapor a propensão das autoridades do Brasil e de algumas agências metropolitanas de desassistir pessoas afetadas – mesmo que isso trouxesse prejuízos coletivos a longo prazo. Estudar a história pode ajudar a romper o ciclo recorrente de oscilação entre auge e queda – grandes avanços seguidos de profundos retrocessos causadores de entraves na história do Brasil e na história da aids. Evita-se, desse modo, que respostas inclusivas, igualitárias e progressistas sejam apenas excepcionais, como foram na virada do século XX para o XXI, e tornem-se políticas recorrentes e duradouras.

# FONTES E REFERÊNCIAS

## ARQUIVOS

Jon Cohen AIDS Research Collection. University of Michigan. Ann Arbor. [Cohen collection]

> AIDS in Africa: Testimony Before the Unite States Committee on Foreign Relations Subcommittee on African Affairs by Harvey E. Bale, Harvey. 24 fev. 2000.
> Disponível em: <http://name.umdl.umich.edu/5571095.0369.006>.

> Keeping the Promise, International Conference on AIDS, 14th: 2002: Barcelona, Spain, by Peter Piot. 07 jul. 2002.
> Disponível em: <http://name.umdl.umich.edu/5571095.0177.002>.

> Speech, International Conference on AIDS, 14th: 2002: Barcelona, Spain, by Richard Feachem. 09 jul. 2002.
> Disponível em: <http://name.umdl.umich.edu/5571095.0177.011>.

London School of Hygiene & Tropical Medicine Archives. Papers of Baron Professor Peter Piot GB 0809. 1976-2012. Londres. [Piot papers].

> Folders: 5/2/11; /5/3/2; /5/2/6; 6/5/2/6.

National Archives and Records Administrations. George W. Bush Presidential Library. Collection: Domestic Policy Council, Series: Karl W. Zinsmeister. Dallas. [G.W. Bush papers]

> Folder: AIDS, PEPFAR/AIDS (4). Family action a "Dear representative", 23 maio 2006.

The National Institutes of Health (NIH). The Office of NIH History and Stetten Museum. Bethesda. Peter Piot Interviews [Piot Interviews]

Transcript of Interview of Peter Piot by Victoria A. Harden: June 16, 2010 Disponível em: <https://history.nih.gov/display/history/Dr.+Peter+Piot>.

The United Nations Archives and Records Management Section. United Nations. New York. Kofi A. Annan papers. 1997-2006. Interagency relations. Global Fund. 2002. [Annan papers]

Marta Mauras. "Note to the Secretary-General. Subject: Selection of the Global Fund. Executive Director." 19 abr. 2002. Reference Code: S-1093-0057-05-00008

## JORNAIS

*Folha de S.Paulo* (Brasil) – 1986-2020

*El País* (Espanha) – 1999-2022

*The New York Times* (EUA) – 1986-2022

*O Globo* (Brasil) – 1987-2008

*The Washington Post* (EUA) – 1987-2019

*The Wall Street Journal* (EUA) – 1988-2017

## REFERÊNCIAS

AIDS BÍBLICA. *Jornal do Brasil*. Rio de Janeiro, 16 out. 1985.

ALMEIDA, C. Parcerias público-privadas (PPP) no setor saúde: processos globais e dinâmicas nacionais. *Cadernos de Saúde Pública*, 33(2), 2017. Disponível em: <www.scielo.br/scielo. php?script=sci_arttext&pid=S0102-311X2017001403002&lng=en&nrm=iso>. Acesso em: 2 mar. 2022.

ALTMAN, L. K. U.S. Official is jeered at Aids Conference. *The New York Times*. New York, 10 jul. 2002.

ALTMAN, L. K. Bright spots, lost chances on Aids. *The New York Times*. New York, 16 set. 2006.

AMATO NETO, V. & PASTERNAK, J. Possível encerramento da epidemia de Aids. *Folha de S.Paulo*, São Paulo, 1 dez. 2015. Disponível em: <www1.folha.uol.com.br/ opiniao/2015/12/1713102-possivel-encerramento-da-epidemia-de-aids.shtml>. Acesso em: set. 2023.

AMORIM, C. *Acting globally: memoirs of Brazil's assertive foreign policy*. Maryland: Hamilton Books, 2017.

ANAIDS. Articulação Nacional de luta contra a Aids. O drama da Aids no Terceiro Mundo: chega de discurso. É hora de agir! *Cadernos Pela Vidda*, 38: 30, 2004.

ASSOCIAÇÃO BRASILEIRA DE SAÚDE COLETIVA (ABRASCO) *et al*. Carta aberta à Presidência da República e ao Congresso Nacional, 18 mar. 2020. Disponível em: <www.abrasco.org.br/site/noticias/posicionamentos-oficiais-abrasco/a-pandemia-do-coronavirus-e-o-brasil-carta-aberta-a-presidencia-da-republica-governadores-e-congresso-nacional/45789/>. Acesso em: 15 de dez. 18 mar. 2020.

ASSOCIAÇÃO BRASILEIRA INTERDISCIPLINAR DE AIDS (ABIA). *A solidariedade é uma grande empresa: empresários contra a Aids*. Rio de Janeiro: ABIA. 1990b.

ASSOCIAÇÃO BRASILEIRA INTERDISCIPLINAR DE AIDS (ABIA). *Aids: catálogo de financiadores*. Rio de Janeiro: Abia, 1990a.

BACOCCINA, D. Bono defende Brasil na quebra de patentes de remédios. *Folha de S.Paulo*. São Paulo, 2 fev. 2002.

BALE, H. E. Aids in Africa: testimony before the United States Committee on Foreign Relations Subcommittee on African Affairs. Cohen collection, 24 fev. 2000. Disponível em: <http://name.umdl.umich.edu/5571095.0369.006>. Acesso em: set. 2023.

BALTHAZAR, R. Discursos mostram hostilidade dos democratas com o Brasil. *Valor Econômico*. São Paulo, 22 nov. 2006.

BARATA, G. F. *A Primeira Década da Aids no Brasil: o Fantástico apresenta a doença ao público (1983 a 1992)*, 2006. Dissertação em Mestrado, São Paulo: Faculdade de Filosofia, Letras e Ciências Humanas, Universidade de São Paulo.

BARROS, S. G. & VIEIRA-DA-SILVA, L. M. A gênese da política de luta contra a Aids e o Espaço Aids no Brasil (1981-1989). *Revista de Saúde Pública*, 50(43): 1-12, 2016.

BARROS, S. G. *Política Nacional de Aids: construção da resposta governamental à epidemia HIV/Aids no Brasil*. São Paulo: Edufba, 2018.

BASTHI, A.; PARKER, R. G. & TERTO JR., V. (Eds.). *Myth vs. Reality: evaluating the Brazilian response to HIV in 2016*. Rio de Janeiro: Abia, 2016.

BASTOS, C. *Global Responses to Aids, Science in Emergency*. Bloomington: Indiana University Press, 1991.

BASTOS, F. *Aids na Terceira Década*. Rio de Janeiro: Editora Fiocruz, 2006. (Temas em Saúde)

BASTOS, F. *Ruína & Reconstrução: Aids e drogas injetáveis na cena contemporânea*. Rio de Janeiro: IMS/UERJ, 1995.

BEKKER, L.-G. *et al*. Advancing global health and strengthening the HIV response in the Era of the Sustainable Development Goals: The International Aids Society – Lancet Commission. *The Lancet*, 392(10.144): 312-358, 2018.

BENTON, A. & SANGARAMOORTHY, T. Exceptionalism at the End of Aids. *Journal of Ethics, American Medical Association*, 23(5): E410-417, 2021.

BERRIDGE, V. & STRONG, P. (Eds.). *Aids and Contemporary History*. New York: Cambridge University Press, 1993.

BETHEL, L. & NICOLAU, J. Politics in Brazil 1985-2002. *In*: BETHEL, L. (Ed.). *Brazil since 1930*. Cambridge: Cambridge University Press, 2014.

BERGAMO, M. Máscara é 'coisa de viado', dizia Bolsonaro na frente de visitas. *Folha de S.Paulo*. São Paulo, 7 jul. 2020. Disponível em: <www1.folha.uol.com.br/colunas/monicabergamo/2020/07/mascara-e-coisa-de-v-dizia-bolsonaro-na-frente-de-visitas.shtml>. Acesso em: 20 ago. 2023.

BEYRER, C.; GAURI, V. & VAILLANCOURT, D. *Evaluation of the World Bank's Assistance in Responding to the AIDS Epidemic: Brazil Case Study*. Washington: World Bank, 2005.

BEZERRA, M.; LOBEL, F. & MARTINS, L. Bolsonaro critica questão do Enem sobre gays e promete exame com temas 'úteis'. *Folha de S.Paulo*. São Paulo, 5. nov. 2018. Disponível em: <https://www1.folha.uol.com.br/educacao/2018/11/bolsonaro-critica-questao-do-enem-sobre-gays-e-promete-exame-com-temas-uteis.shtml>. Acesso em: 21 ago. 2023

BIANCARELLI, A. Número de doentes pode ser 48% maior. *Folha de S.Paulo*. São Paulo, 19 dez. 1996.

BIEHL, J. *et al*. Judicialization of the right to health in Brazil. *The Lancet*, 27(373): 2.182-2.184, 2009.

BIEHL, J. The activist state: global pharmaceuticals, Aids, and citizenship in Brazil. *Social Text*, 22(3): 105-132, 2004.

BIEHL, J. *Will to Live: Aids therapies and the politics of survival*. Princeton: Princeton University Press, 2007.

BRANDT, A. How Aids invented global health. *The New England Journal of Medicine* 368(23): 2.149-2.152, 2013.

BRASIL COBRA dos EUA mais verbas para a Aids. *O Globo*. Rio de Janeiro, 17 jul. 2002.

BRASIL. Ministério da Saúde. *Acordo de Empréstimo (Projeto de Controle da Aids e das DST) entre a República Federativa do Brasil e o Banco Mundial*. Brasília: Ministério da Saúde, 1994.

BRASIL. Departamento de Doenças de Condições Crônicas e Infecções Sexualmente Transmissíveis. Boletim Epidemiológico HIV/Aids 2020. Boletim Epidemiológico Especial. Secretaria de Vigilância em Saúde. Número Especial. Brasília: Ministério da Saúde. 2020. Disponível em: <http://antigo.aids.gov.br/pt-br/pub/2020/boletim-epidemiologico-hivaids-2020> Acesso em: 08 set. 2023.

BRASIL. Ministério da Saúde. *Catálogo de Organizações Não Governamentais, Aids/DST*. 3. ed. Brasília: Ministério de Saúde, 1997.

BRASIL. Ministério da Saúde. Programa Nacional de DST/AIDS. Aids no Brasil, um esforço conjunto do governo e da sociedade. *In*: WORLD AIDS CONFERENCE, 12, 1998, Geneva. *Anais...* Brasília: Ministério da Saúde. 1998.

BRASIL. Ministério de Saúde. No Dia da Mentira, vamos compartilhar a verdade? Blog da Saúde, 1 abr. 2019. Disponível em: <www.aids.gov.br/pt-br/noticias/no-dia-da-mentira-vamos-compartilhar-verdade>. Acesso em: 15 jan. 2021.

BRIER, J. *Infectious Ideas: U.S. political responses to the Aids crisis*. Chapel Hill: University of North Carolina Press, 2009.

BROOKE, J. Aids in Latin America: a special report. *The New York Times*. New York, 25 jan. 1993.

BROOKE, N. & WITOSHYNSKY, M. *Os 40 Anos da Fundação Ford no Brasil uma parceria para a mudança social*. São Paulo, Rio de Janeiro: Edusp: Fundação Ford, 2002.

BROWN, D. Maker removes generic Aids drugs from approved list. *Washington Post*. Washington, 10 nov. 2004.

BUSH, G. W. Remarks on World Aids Day: December 1, 2005. In: U.S. Government Publishing Office. *Public Papers of the Presidents of the United State: George W. Bush (2005, Book II)*. The White House, 2005.

CALIL, G. G. A negação da pandemia: reflexões sobre a estratégia bolsonarista. *Serviço Social & Sociedade*, 140: 30-47, 2021.

CARDOSO, F. H. Depoimento. Entrevistadores: Russel Riley, Jeffrey Cason. Virginia: Miller Center, University of Virginia, 9 jan. 2009. (William J. Clinton presidential history project interview with Fernando Henrique Cardoso)

CARTA de Jonathan Mann a Herbert Daniel "A OMS e as organizações não governamentais". Boletim Abia, 8, 1989. Disponível em: <http://hshjovem.abiAids.org.br/wp-content/uploads/2017/10/BOLETIM-ABIA-N%C2%BA-8-1989.pdf>. Acesso em: set. 2023.

CARTA de Lincoln c. Chen a Oscar Harkavy, 3 março 1987. "Implications of Aids for Ford Foundation programming". Reports 012371, Box 610, Reports 11775-13948, FA 739E, Ford Foundation Records, Rockefeller Archive Papers (RAC).

CASS, R. Drug Patent Piracy. Wall Street Journal, 7 mai. 2007. Disponível em: <www.wsj.com/articles/SB117848783971893782>. Acesso em: 10 set. 2023.

CARTA de Peter Fry para William D. Carmichael, 19 out. 1987. FA 739E, Ford Foundation interoffice memorandum. Ford Foundation records, RAC.

CASS, R. A. Drug patent piracy. *Wall Street Journal*. New York, May 7, 2007.

CASSIER, M. & CORREA, M. *Health Innovation and Social Justice in Brazil.* London: Palgrave Macmillan, 2008.

CASTRO, M. C. *et al*. Brazil's unified health system: the first 30 years and prospects for the future. *The Lancet*, 394(10.195): 345-356, 2019.

CAWTHORNE, P. *et al*. Who must defend patients' interests, not industry. *The Lancet*, 369(9.566): 974-975, 2007.

CHAGAS, T. Pastor Marco Feliciano fala em "ativismo de satanás", afirma que a Aids é doença gay e critica omissão de cristãos: "Igreja pouco faz", 21 set. 2012. Disponível em: <https://noticias.gospelmais.com.br/marco-feliciano-aids-doenca-gay-ativismo-satanas-42895.html>. Acesso em: 3 ago. 2022.

CHAN, J. *Politics in the Corridor of Dying: Aids activism and global health governance.* Baltimore: Johns Hopkins University Press, 2015.

CHEQUER, P. Medicamentos e segurança. *Folha de S.Paulo*. São Paulo, 28 maio 1997.

CHIN, J. *The Aids Pandemic: the collision of epidemiology with political correctness*. Boca Raton: CRC Press, 2006.

COHEN, J. "Ending Aids" movement falters worldwide. *Science*, 361(6.401): 438, 2018.

CONHEÇA a Rádio Garimpo. *Folha de S.Paulo*. São Paulo, 24 jan. 1997.

CONRAD, S. *What is Global History?* Princeton: Princeton University Press, 2016.

CONTRERA, W. F. *GAPAs: uma resposta comunitária à epidemia da Aids no Brasil*. Brasília: Ministério da Saúde, 2000.

CORRÊA, M. C. D. V.; VILARINHO, L. & BARROSO, W. B. G. Controvérsias em torno do uso experimental da cloroquina/hidroxicloroquina contra a Covid-19: "no magic bullet". *Physis: Revista de Saúde Coletiva*, 30(2): 1-21, 2020.

CORRÊA, S. *et al*. The Population and Reproductive Health Program in Brazil 1990-2002: lessons learned. *Reproduçyive Health Matters*, 13(25): 72-80, 2005.

COSTA, H. & RODRIGUES R. *A Política Contra o Vírus – Bastidores da CPI da Covid*. São Paulo: Companhia das Letras, 2022.

COULAUD, P.-J. (Ed.). *Initiative Internationale: place des antirétroviraux dans la prise en charge des personnes infectées par le VIH en Afrique*. Paris: ANRS-Imea, 1997.

COLLUCCI, C. CNI atuou para atrasar projeto que não reconhece patentes anti-Aids. *Folha de S.Paulo*. São Paulo, 16 dez. 2010.

COLLUCI, C. Falas de Bolsonaro sobre HIV destilam preconceito e desinformação. *Folha de S.Paulo*. São Paulo, 11 fev. 2020.

CUETO, M. & LOPES G. Braiding public health and human rights: Aids, activism, and international agencies in Brazil, 1987-1996. *Latin American Research Review*, 58: 144-160, 2023.

CUETO, M. & LOPES, G. AIDS, Antiretrovirals, Brazil and the International Politics of Global Health, 1996–2008. *Social History of Medicine*, 34 (1):1-22, 2021.

CUETO, M. & LOPES, G. Backlash in global health and the end of Aids' exceptionalism in Brazil, 2007-2019. *Global Public Health*, 17(6): 815-826, 2022

CUETO, M.; BROWN, T. M. & FEE, E. *The World Health Organization, A History*. Cambridge: Cambridge University Press, 2019.

CUMBRE mundial contra la epidemia, Barcelona pide más hechos contra el sida. *La Vanguardia*. Barcelona, 8 jul. 2002.

DALL'ALBA, R. *et al*. Covid-19 in Brazil: far beyond biopolitics. *The Lancet*, 397(10.274): 579-580, 2021.

DANIEL, H. & PARKER, R. *Aids, a terceira epidemia: ensaios e tentativas*. São Paulo: Iglu, 1991.

DANIEL, H. *Vida Antes da Morte*. Rio de Janeiro: Jaboti, 1989.

DANIEL, H. Carta aberta a Fidel Castro, 19 de julho de 1989. Boletim Abia, n. 8, 1989. Disponível em: <http://hshjovem.abiAids.org.br/wp-content/uploads/2017/10/BOLETIM-ABIA-N%C2%BA-8-1989.pdf>. Acesso em: set. 2023.

DANIELS, J. P. Abia: maintaining interest in HIV in Brazil. *The Lancet HIV*, 6(10): 652, 2019.

DANIELS, J. P. Covid-19 threatens HIV care continuity in Brazil. *The Lancet HIV*, 7(12): 804-805, 2020.

DANIELS, J. P. Health experts slam Bolsonaro's vaccine comments. *The Lancet*, 397(10.272): 361, 2021.

DIRETOR da OMS critica acordo com laboratório. *Jornal do Commercio*. Rio de Janeiro, 12 jul. 2005.

DOLCE, J. Brazil: Extreme poverty is up by 11% in 2017; economists blame informal labor, 13 abr. 2018. Disponível em: <www.brasildefato.com.br/2018/04/13/brazil-extreme-poverty-is-up-by-11-in-2017-economists-blame-informal-labor>. Acesso em: 3 ago. 2022.

DRUGS for Aids in Africa. *The New York Times*. New York, 23 ago. 1999.

DYER, O. *et al*. Covid-19: Bolsonaro under fire as Brazil hides figures. *British Medical Journal*, 2020. Disponível em: <www.bmj.com/content/bmj/369/bmj.m2296.full.pdf>. Acesso em: 15 dez. 2020.

EMAIL DA AIDS Alliance para Peter Piot, intitulado "Special report, drug lobby second to none, how pharmaceuticals industry gets its way in Washington", 7 jul. 2005. Folder/5/2/6. Piot Papers.

EMAIL de Julian "tmhbc.del@hotels.com" a Peter Piot, 9 jan. 2003. Folder 5/3/2. Piot papers.

ENGLAND, R. Are we spending too much on HIV? *British Medical Journal*, 334(7.589): 344, 2007.

EPSTEIN, S. *Impure Science: Aids, activism, and the politics of knowledge*. Berkeley: University of California Press, 1996.

ESCÓSSIA, F. Foi erro pedir ajuda a bicheiro, diz Betinho. *Folha de S.Paulo*, São Paulo, 7 abr. 1994.

FAMILY action a "Dear representative", 23 maio 2006. Folder: Aids, PEPFAR/Aids (4). G. W. Bush papers.

FEACHEM, E. Speech, International Conference on AIDS, 14th: 2002: Barcelona, Spain. Cohen collection, 9 jul. 2002. Disponível em: <http://name.umdl.umich.edu/5571095.0177.011>. Acesso em: set. 2023.

FEE, E. & FOX, D. M. (Orgs.). *Aids: the burdens of history*. Berkeley: University of California Press, 1988.

FEE, E. & PARRY, M. Jonathan Mann, HIV/Aids, and human rights. *Journal of Public Health Policy*, 29(1): 54-71, 2008.

FICO, C. História que temos vivido. *In*: VARELLA, F. *et al*. (Orgs.). *Tempo Presente & Usos do Passado*. Rio de Janeiro: Editora FGV, 2012.

FLECK, F. GlaxoSmithKline, under pressure, cuts price of Aids treatment for poor countries. *Bulletin of the World Health Organization*, 81(6): 469, 2003.

FLECK, F. Ranbaxy withdraws all its Aids drugs from WHO list. *British Medical Journal*, 329(7.476): 1.205, 2004.

FLYNN, P. Brazil: the politics of the "Plano Real". *Third World Quarterly*, 17(3): 401-426, 1996.

FOLLÉR, M.-L. Civil Society Organizations and Brazilian South-South Aids Cooperation. *The Global South*, 4(1): 199-218, 2001.

FORD FUNDATION. *Reproductive Health: a strategy for the 1990s.* New York: Ford Foundation, 1991.

FORMAN, S. L. Depoimento. Entrevistadores: Helena de Moura Aragão, Lúcia Lippi Oliveira. Arquivo digital (2h 13min). Depoimento concedido ao projeto Memória de um Office na periferia: o Escritório da Fundação Ford no Brasil. Rio de Janeiro: CPDOC/Fundação Getulio Vargas (FGV), 1 set. 2011.

FORSYTHE, S. S. The affordability of anti-retroviral therapy in developing countries: what policymakers need to know. *Proceedings of the International Aids Conference*, 12(2): 1-24, 1998.

FOURIE, P. Aids as a security threat, the emergence and decline of an idea. *In*: RUSHTON, S. & YOUDE, J. *Routledge Handbook of Global Health Security*. London: Routledge, 2015.

FRANÇA, M. S. J. Política, direitos humanos e Aids: uma conversa com Paulo Roberto Teixeira. *Interface – Comunicação, Saúde, Educação*, 12(27): 919-926, 2008.

FRY, P. H. Depoimento. Entrevistadores: Sérgio Luis Carrara, Silvia Aguião. São Paulo: Centro Latino-Americano em sexualidade e direitos humanos, Unicamp, fev. 2011. Entrevista com Peter Henry Fry para a seção Trajetórias Intelectuais. Disponível em: <www.clam.org.br/uploads/arquivo/Entrevista%20com%20Peter%20Fry.pdf>. Acesso em: 3 mar. 2022.

GALVÃO, J. As respostas das organizações não-governamentais brasileiras frente à epidemia de HIV/Aids. *In*: Parker, Richard (Org.). *Políticas, Instituições e Aids: enfrentando a epidemia no Brasil*. Rio de Janeiro: Jorge Zahar, 1997b.

GALVÃO, J.; BASTOS, F. I. & NUNN, A. The Brazilian response to Aids from the 1980s to 2010: civil society mobilization and Aids policy. *Global Health Governance*, 6(1), 2012. Disponível em: < https://www.arca.fiocruz.br/bitstream/handle/icict/6379/The%20Brazilian%20Response%20to%20AIDS%20from%20the%201980s%20to%202010.pdf?sequence=2 >. Acesso em: 20 ago. 2023

GAROTINHO afirma que PSB expulsará militantes pró-Serra". *Folha de S.Paulo*. São Paulo, 12 out. 2002. Disponível em: <www1.folha.uol.com.br/folha/brasil/ult96u40351.shtml>. Acesso em: 21 ago. 2023.

GAYLE, J. A. Early thought about the Ford Foundation and the Global response to HIV/Aids, 25-26 jan. 2006. Reports 016850, Box 867, Catalogued reports 13949-17726, FA 739E, Ford Foundation records, RAC.

GERSON, M. J. *Heroic Conservatism: Why Republicans Need to Embrace America's Ideals (and why they deserve to fail if they don't).* New York: HarperOne, 2007.

GLAXOSMITHKLINE (GSK). Annual report 2001. Disponível em: <www.gsk.com/media/2659/annual-report-2001.pdf>. Acesso em: 3 mar. 2022.

GÓMEZ, E. & PEREZ, F. A. Brazilian foreign policy in health during Dilma Rousseff's administration (2011-2014). *Lua Nova*, 98: 171-197, 2016.

GRANGEIRO, A.; CASTANHEIRA, E. R. & NEMES, M. I. B. A re-emergência da epidemia de aids no Brasil: desafios e perspectivas para o seu enfrentamento. *Interface − Comunicação, Saúde, Educação*, 19(52): 5-8, 2015.

GRANGEIRO, A.; SILVA, L. L. & TEIXEIRA, P. R. Resposta à Aids no Brasil: contribuições dos movimentos sociais e da reforma sanitária. *Revista Panamericana de Salud Pública*, 26(1): 87-94, 2009.

GREENE, J. *Exile within Exiles: Herbert Daniel, gay Brazilian revolutionary*. Durham: Duke University Press, 2018.

GRMEK, M. *History of Aids: emergence and origin of a modern pandemic*. Princeton: Princeton University Press, 1990.

GRUPO INCENTIVO À VIDA (GIV). EUA desaprovam a indicação de brasileiro, maio 2003. Disponível em: <http://giv.org.br/Not%C3%ADcias/noticia.php?codigo=48>. Acesso em: 3 mar. 2022.

GRUPO INCENTIVO À VIDA (GIV). SOS: Governo Dilma coloca controle social da Aids em risco, mar. 2012. Disponível em: <www.giv.org.br/Not%C3%ADcias/noticia.php?codigo=2398>. Acesso em: 27 jul. 2022.

GUERRA, M. A. T. *Política de Controle da Aids da Secretaria de Estado da Saúde de São Paulo, no Período 1983-1992: a história contada por seus agentes*, 1993. Dissertação de Mestrado, São Paulo: Faculdade de Medicina, Universidade de São Paulo.

HARDEN, V. A. Transcript of interview of Peter Piot. National Institutes of Health, 16 jun. 2010. Disponível em: <https://history.nih.gov/display/history/Dr.+Peter+Piot>. Acesso em: set. 2023.

HARTIGAN, P. & WISEMAN, T. Working with NGOs: Paho's approach. *Global Aids News*, 3: 17-18. 1993.

HOCHMAN, G. *et al*. Elizabeth Fee: uma historiadora em busca de audiências mais amplas. *História, Ciências, Saúde − Manguinhos*, 13(3): 759-776, 2006.

HOEN, E. *et al*. Driving a decade of change: HIV/Aids, patents and access to medicines for all. *Journal of the International Aids Association*, 14(15): 1-12, 2011.

HOGAN, A. B. *et al*. Potential impact of the Covid-19 pandemic on HIV, tuberculosis, and malaria in low-income and middle-income countries: a modelling study. *The Lancet*, 8(9): 1.132-1.141, 2020.

ILIAS, E. J. What to expect from the Michel Temer government in the health care area. *Revista da Associação Médica Brasileira*, 62(8): 709-710, 2016.

INTERAMERICAN FOUNDATION. Brazil's virtuous alliance: how the grassroots and the government joined forces against Aids, 2013. Disponível em: <https://archive.iaf.gov/resources/publications/grassroots-development-journal/2013-focus-the-iaf-s-investment-in-young-people/brazil-s-virtuous-alliance-how-the-grassroots-and-the-government-joined-forces-against-aids.html>. Acesso em: 22 jul. 2020.

INTERVENTION OF DR. SANTOS (Brazil). Fortieth World Health Assembly, 5 maio 1987. Disponível em: <https://apps.who.int/iris/bitstream/handle/10665/164150/WHA40_VR-4_eng.pdf?sequence=1&isAllowed=y>. Acesso em: 18 set. 2020

JENNIFER, K.; TAYKMAN, N. & LUTZ, D. PEPFAR and the US Global health initiative: implications for the global Aids response. *The Brown Journal of World Affairs*, 17(2): 77-85, 2011.

KAISER, J. The man behind the memos. *Science*, 305(5.690): 1.552-1.554, 2004.

KAISSER, A. J. Brazil environment chief accused of 'war on NGOs' as partnerships paused, 17 jan. 2019. Disponível em: <www.theguardian.com/world/2019/jan/16/brazil-environment-chief-accused-of-war-on-ngos-as-partnerships-paused>. Acesso em: 3 ago. 2022.

KASSALOW, J. S. *Why Health Is Important to U.S. Foreign Policy*. New York: Council on Foreign Relations and Milbank Memorial Fund, 2001.

KAUL, I. & FAUST, M. Global public goods and health: taking the agenda forward. *Bulletin of the World Health Organization*, 79(9): 869-874, 2001.

KAZANIJAN, P. Unaids 90-90-90 campaign to end the Aids epidemic in historic perspective. *The Milbank Quaterly*, 95(2): 408-439, 2017.

KELLAND, K. U.N. wants more urgency in Aids fight as gains and funding fade, 16 jul. 2019. Disponível em: <https://www.reuters.com/article/us-health-aids-global/u-n-wants-more-urgency-in-aids-fight-as-gains-and-funding- fade-idUSKCN1UB0SV>. Acesso em: 3 ago. 2022.

KENWORTHY, N.; THOMANN, M. & PARKER, R. From a global crisis to the "end of Aids": new epidemics of signification. *Global Public Health*, 13(8): 960-971, 2018.

LANDIM, L. *Para Além do Mercado e do Estado? Filantropia e cidadania no Brasil*. Rio de Janeiro: Instituto de Estudos da Religião, Núcleo de Pesquisa, 1993.

LASCO, G. Medical populism and the Covid-19 pandemic. *Global Public Health*, 15(10): 1.417-1.429, 2020.

LECLERC-MADLALA, S.; BROOMHALL, L. & FIENO, J. The "end of Aids" project: mobilising evidence, bureaucracy, and big data for a final biomedical triumph over Aids. *Global Public Health*, 13(8): 960-971, 2018.

LEE, J.-W. & PIOT, P. 3 by 5 Progress report: December 2004, jan. 2005. Disponível em: <https://apps.who.int/iris/handle/10665/43164>. Acesso em: 20 ago. 2023.

LEIA A ÍNTEGRA das falas de Bolsonaro e ministros em reunião ministerial gravada. *Folha de S.Paulo*. São Paulo, 22 maio 2020. Disponível em: <www1.folha.uol.com.br/poder/2020/05/leia-a-integra-das-falas-de-bolsonaro-e-ministros-em-reuniao-ministerial-gravada.shtml>. Acesso em: 17 dez. 2021.

LEO, S. Ministério da Saúde quer contestar cálculo dos preços de droga anti-aids. *Valor Econômico*. São Paulo, 20 fev. 2001.

LIMA, A. C. T. *O Câncer Gay e o Orgulho Gay: a experiência da Aids para o movimento LGBT da cidade do Rio de Janeiro*, 2019. Dissertação de Mestrado, Rio de Janeiro: Casa de Oswaldo Cruz, Fundação Oswaldo Cruz.

LOPES, R. J. L. Robert Gallo questiona quebra de patente. *Folha de S.Paulo*. São Paulo, 16 jul. 2005.

LOPES, M. Brazil's highest court votes to extend anti-discrimination protections to LGBT people. *The Washington Post*. Washington, 23 maio 2019.

LOYO, R. Projeto. *O Povo*. Rio de Janeiro, 20 set. 2002.

MAC ARTHUR FOUNDATION. Abia, 2023. Disponível em: <www.macfound.org/grantee/associacao-brasileira-interdisciplinar-de-aids-12896/ >. Acesso em: 10 set. 2023.

MAINTAINING anti-Aids commitment post "3 by 5". *The Lancet*, 366(9.500): 1.828, 2005.

MALTA, M. *et al*. Coronavirus in Brazil: the heavy weight of inequality and unsound leadership. *Eclinical Medicine*, 25(100.472), 2020. Disponível em: <www.thelancet.com/pdfs/journals/eclinm/PIIS2589-5370(20)30216-9.pdf>. Acesso em: 15 dez. 2020.

MANDAVILLI, A. The pandemic has set back the fight against HIV, TB and Malaria. *The New York Times*. New York, 2020. Disponível em: <www.nytimes.com/2021/09/07/health/covid-tb-hiv-malaria.html>. Acesso em: 17 dez. 2021.

MANDETTA, L. H. *Um Paciente Chamado Brasil: os bastidores da luta contra o coronavírus*. Rio de Janeiro: Objetiva, 2020.

MANN, J. M.; TARANTOLA, D. J. M. & NETTER, T. W. *A Aids no Mundo*. Rio de Janeiro: Relume Dumará, 1993.

MARCONDES, D. & MAWDSLEY, E. South–South in retreat? The transitions from Lula to Rousseff to Temer and Brazilian development cooperation. *International Affairs*, 93(3): 681-699, 2017.

MARIANO, R. Expansão pentecostal no Brasil: o caso da Igreja Universal. *Estudos Avançados*, 18(52): 121-138, 2004.

MARQUES, C. C. *A História de Uma Epidemia Moderna: a emergência política da Aids-HIV no Brasil*. São Carlos: Eduem, 2003.

MARTINS, L. ONG protesta contra fala de ministro. *Folha de S.Paulo*. São Paulo, 11 nov. 1997a.

MARTINS, L. Coquetel "suaviza" falta de verba para Aids. *Folha de S.Paulo*. São Paulo, 2 dez. 1997b.

MATTOS, R. A.; TERTO JR., V. & PARKER, R. *As Estratégias do Banco Mundial e a Resposta à Aids no Brasil*. Rio de Janeiro: Associação Brasileira Interdisciplinar de Aids, 2001.

MAURAS, M. Note to the Secretary-General, 19 abr. 2002. Subject: Selection of the Global Fund Executive Director. Reference Code: S-1093-0057-05-00008. Annan papers.

MBEMBE, A. *Necropolitics*. Durham: Duke University Press, 2019.

MCDONALD, S. Bush criticized for not giving Aids money to global fund. *British Medical Journal*, 326(7.384): 299, 2003.

MÉDECINS SANS FRONTIÈRES (MSF). Brazilian generic drugs in South Africa - the background, 29 jan. 2002. Disponível em: <www.msf.org/brazilian-generic-drugs-south-africa-background>. Acesso em: 3 mar. 2022.

MERTON, R. Resistance to the Systematic Study of Multiple Discoveries in Science. *European Journal of Sociology* vol 4 n. 2 1963, p. 237-282

MINAYO, M. C. S. (Org.). *Os Muitos Brasis: saúde e população na década de 80.* São Paulo: Hucitec, 1995.

MONTEIRO, A. L. O. *A Relação Estado e Sociedade Civil no Processo de Formulação e Implementação de Políticas Públicas: análise do Programa Nacional de DST e Aids (1980-2006),* 2006. Dissertação de Mestrado, Brasília: Universidade de Brasília.

MOORE, M. Ministers to shape the future in Doha, 2001. Disponível em: <www.wto.org/english/thewto_e/minist_e/min01_e/brief_e/brief01_e.htm>. Acesso em: 3 mar. 2022.

MUECKE, M. Memo: What we've been doing about HIV/Aids for the past decade, 1997. Reports 015017, Box 752, Catalogued reports 13949-17726, FA739F, Ford Foundation records, RAC.

NASCIMENTO, D. R. *As Pestes do Século XX: tuberculose e Aids no Brasil, uma história comparada.* Rio de Janeiro: Editora Fiocruz, 2005. (História e Saúde)

NASCIMENTO, D. & VIANNA, E. 'Pela noite': homossexualidade e aids nos anos 1980. *In*: SANTOS, N. M. W. & LIMA, Z. M. M. (Orgs.). *Saúde e Doenças no Brasil.* v. 1. Porto Alegre: Fi, 2018.

NATIONAL AIDS TREATMENT ADVOCACY PROJECT (NATAP). To press against breaking the patent. Interview with Ernest Egli. *Epoca Magazine,* 7 jul. 2005. Disponível em: <www.natap.org/2005/HIV/070805_01.htm>. Acesso em: 3 mar. 2022.

NEPOMUCENO, C. O. *O Brasil e a Saúde Global: uma análise da atuação diplomática brasileira em defesa do acesso a medicamentos antirretrovirais entre 1980 e 2007),* 2019. Dissertação de Mestrado, Rio de Janeiro: Casa de Oswaldo Cruz, Fundação Oswaldo Cruz.

NO TIME for frugality on Aids. *The New York Times.* New York, 14 maio 2001.

NUNN, A. *The Politics and History of Aids Treatment in Brazil.* New York: Springer. 2010.

NYE, J. S. *Soft power: the means to success in world politics.* New York: Public Affairs. 2004.

OLIVEIRA, N. B. Sobre a crise da saúde pública. *Monitor Mercantil.* Rio de Janeiro, 22 nov. 2006.

OPPENHEIMER, G. M. & BAYER, R. The rise and fall of Aids exceptionalism. *The AMA Journal of Ethics,* 11(12): 988-992, 2009.

ORGANIZAÇÃO PAN-AMERICANA DA SAÚDE (OPAS). OMS declara emergência de saúde pública de importância internacional por surto de novo coronavírus, 30 jan. 2020. Disponível em: <www.paho.org/pt/news/30-1-2020-who-declares-public-health-emergency-novel-coronavirus>. Acesso em: set. 2023.

ORTEGA, F. & ORSINI, M. Governing covid-19 without government in Brazil: ignorance, neoliberal authoritarianism, and the collapse of public health leadership. *Global Public Health,* 15(9): 1.257-1.277, 2020.

OXFAM. Drug companies vs. Brazil: the threat to public health, maio 2001. Disponível em: <https://policy-practice.oxfam.org.uk/publications/drug-companies-vs-brazil-the-threat-to-public-health-114469>. Acesso em: 26 mar. 2018.

OXFAM. Investing for life: meeting poor people's needs for access to medicines through responsible business practices, 27 nov. 2007. Disponível em: <www.oxfam.org/sites/www.oxfam.org/files/bp109-investing-for-life-0711.pdf>. Acesso em: 11 abr. 2018.

PACKARD, R. M. *History of Global Health: interventions into the lives of other peoples.* Baltimore: Johns Hopkins University Press, 2016.

PAÍS DE MARICAS: Bolsonaro mistura homofobia e indecência, diz imprensa internacional. *UOL Notícias*. São Paulo, 11 nov. 2020. Disponível em: <https://noticias.uol.com.br/ultimas-noticias/rfi/2020/11/11/com-pais-de-maricas-bolsonaro-mistura-homofobia-e-indecencia-diz-imprensa-internacional.htm>. Acesso em: 15 de dez. 2021.

PALMER, S. *Gênese da Saúde Global: a Fundação inteefeller no Caribe e na América Latina.* Rio de Janeiro: Editora Fiocruz, 2015. (História e Saúde)

PARKER, R. G. *Bodies, Pleasures and Passions: sexual culture in contemporary Brazil.* 2. ed. Boston: Beacon Press, 2009.

PARKER, R. G. *et al.* (Orgs.). *A Aids no Brasil - 1982-1992.* Rio de Janeiro: Abia, 1994.

PARKER, R. G. Grassroots activism, civil society mobilization, and the politics of the global HIV/ Aids epidemic. *Brown Journal of World Affairs*, 17(2): 21-37, 2011.

PARKER, R. G. *Na Contramão da Aids: sexualidade, intervenção, política.* São Paulo: Editora 34, 2000.

PARKER, R. G. O fim da Aids?, ago. 2015. Disponível em: <http://abiaids.org.br/o-fim-da-aids/28618>. Acesso em: 27 jul. 2022.

PARKER, R. G. *Within four Walls: the cultural construction of sexual meanings in contemporary Brazil*, 1988. Tese de Doutorado, Berkeley: University of California.

PARKER, R. G. The Social Dimensions of Aids, 27 fev. 1989. Arquivo guardado por Ford Foundation inter-Office. Memorando de Joan Dassin para Richard Horovitz. FA 739E, Ford Foundation records, RAC.

PATERSON, A. S. NGOS and health security, securing the health of people living with Aids. *In*: RUSHTON, S. & YOUDE, J. *Routledge Handbook of Global Health Security*. London: Routledge, 2015.

PAULO Teixeira's letter, , 17 ago. 2006. Folder 6/5/2/6. Piot Papers.

PEDRO CHEQUER critica política de prevenção da Aids dos EUA. *Gazeta do Povo*, 21 nov. 2005. Diponível em: <www.gazetadopovo.com.br/vida-publica/pedro-chequer-critica-politica-de-prevencao-da-aids-dos-eua-9sdghef8054sl1df5b857e6ha/>. Acesso em: 9 set. 2023.

PEDUZZI, P. Mandetta: país jamais deveria quebrar patente de medicamentos, 4 ago. 2019. Disponível em: <https//agenciabrasil.ebc.com.br/saude/noticia/2019-07/mandetta-diz-que-pais-nao-deveria-quebrar-patente-de-medicamentos>. Acesso em: 3 ago. 2022.

PEREIRA, J. M. M. O Banco Mundial e a construção político-intelectual do "combate à pobreza". *Topoi*, 11(21): 260-282, 2012.

PERLEZ, J. Donate to Aids fund. *The New York Times*. New York, 2 jun. 2001.

PHARMACEUTICAL RESEARCH AND MANUFACTURERS OF AMERICA (PhRMA). Special 301, Submission 2020. Disponível em: <https://phrma.org/-/media/Project/PhRMA/PhRMA-Org/PhRMA-Org/PDF/0-9/PhRMA-2020-Special-301-Submission.pdf>. Acesso em: 27 jul. 2022.

PIOT, P. Keeping the Promise, International Conference on Aids, 14th: 2002: Barcelona, Spain. Cohen collection, 7 jul. 2002. Disponível em: <http://name.umdl.umich.edu/5571095.0177.002>. Acesso em: set. 2023.

PIOT, P. Notes visit to Brazil 1 set. 2004, 28 ago. a 2 set. 2004. Folder: 5/2/11 Piot papers.

PISANI, E. *The Wisdom of Whores, Bureaucrats, Brothels and the Business of Aids* New York: Norton Company, 2008.

POKU, N. K. HIV Prevention: the key to ending Aids by 2030. *The Open Aids Journal*, 10(1): 65-77, 2016.

POWER, T. Brazilian democracy as a Late Bloomer: reevaluating the regime in the Cardoso-Lula Era. *Latin American Research Review*, 45(4): 218-247, 2010.

REELER, A. V. & SABA, J. International Aids Conference: needless battle of brands vs. generics. *International Herald Tribune*. Paris, 10 jul. 2004.

RICH, J. Organizing Twenty-First-Century Activism: from structure to strategy in Latin American Social movements. *Latin American Research Review*, 55(3): 430-444, 2020.

RICH, J. *State-Sponsored Activism: bureaucrats and social movements in democratic Brazil.* Cambridge: Cambridge University Press, 2019.

RICOEUR, P. *A Memória, a História, o Esquecimento*. Campinas: Editora Unicamp, 2007.

RIDING, A. Fright Grips Brazil as Aids cases suddenly rise. *The New York Times*. New York, 25 ago. 1985.

RIDING, A. Brazil called lax in Aids Treatment. *The New York Times*. New York, 15 dez. 1986.

ROCHE. Annual report, 2001. Disponível em: <https://bib.kuleuven.be/files/ebib/jaarverslagen/ROCHE_2001.pdf>. Acesso em: 3 mar. 2022.

RODRIGUES, C. *Betinho: sertanejo, mineiro, brasileiro.* São Paulo: Planeta do Brasil, 2007.

RODRIGUES, L. G. M. & CHEQUER, P. Aids in Brazil, 1982-1988. *Bulletin of the Pan American Health Organization*, 23(1-2): 30-34, 1989.

ROGERS, K. Trump lauded farmers, Medicare and Aids programs. Then came his budget knife. *The New York Times*. New York, 12 mar. 2019.

ROUSSO, H. *A Última Catástrofe: a história, o presente, o contemporâneo.* Rio de Janeiro: Editora FGV, 2016.

SACHS, J. *The Links of Public and Economic Development*. London: The Office of Health Economics, 2001.

SALDAÑA, P. "Não sou coveiro", diz Bolsonaro sobre qual seria número aceitável de mortes por coronavírus. *Folha de S.Paulo*. São Paulo, 20 abr. 2020. Disponível em: <www1.folha.uol.com.br/cotidiano/2020/04/nao-sou-coveiro-diz-bolsonaro-sobre-qual-seria-numero-aceitavel-de-mortes-por-coronavirus.shtml>. Acesso: 17 dez. 2021.

SALOMON, M. Lei de Patentes causa constrangimento. *Folha de S.Paulo*. São Paulo, 19 abr. 1995.

SALLUM JR., B. O Brasil sob Cardoso: neoliberalismo e desenvolvimentismo. *Tempo Social*, 11(2): 23-47, 1999.

SANTOS, L. A. C.; MORAES, C. & COELHO, V. S. P. A Hemoterapia No Brasil de 64 a 80. *Physis: Revista de Saúde Coletiva*, 1(1): 161-182, 1991.

SCHWARCZ, L. M. *Sobre o Autoritarismo Brasileiro*. São Paulo: Companhia das Letras, 2019.

SCHWARTLÄNDER, B. *et al*. Aids. Resource needs for HIV/Aids. *Science*, 292(5.526): 2.434-2.436, 2001.

SERRA, J. *Ampliando o Possível: a política de saúde do Brasil*. Rio de Janeiro: Campus, 2002.

SERRA, J. The political economy of the Brazilian Struggle against Aids, 2004. Disponível em: <www.ias.edu/sites/default/files/sss/papers/paper17.pdf>. Acesso em: 10 mar. 2022.

SILVA, A. F. C. & CUETO, M. HIV/Aids, os estigmas e a história. *História Ciência, Saúde – Manguinhos*, 25(2): 311-314, 2018.

SILVA, C. L. C. *Ativismo, Ajuda Mútua e Assistência: a atuação das organizações não-governamentais na luta contra a Aids*, 1999. Tese de Doutorado, Rio de Janeiro: Universidade Federal do Rio de Janeiro.

SILVA, S. C. *A Resposta Brasileira à Aids: o percurso dos anos iniciais das ONGs até 2001*, 2022. Dissertação de Mestrado, Rio de Janeiro: Casa de Oswaldo Cruz, Fundação Oswaldo Cruz.

SINGER, A. *O Lulismo em Crise: um quebra-cabeça do período Dilma (2011-2016)*. São Paulo: Companhia das Letras, 2018.

SMALLMAN, S. C. A. *The Aids Pandemic in Latin America*. Chapel Hill: University of North Carolina Pres, 2007.

SMITH, J. H. & WHITESIDE, A. The history of Aids exceptionalism. *Journal of the International Aids Society*, 13(47): 2-8, 2010.

SMITH, R. A. & SIPLON, P. D. *Drugs into Bodies, Global Aids Treatment Activism*. Westport: Praeger, 2006.

SOUZA, H. Palestra. São Paulo: Faculdade de Direito da USP, Direitos Humanos e Aids, 22 out. 1987.

SOUZA, S. R. Depoimento. Entrevistadoras: Helena de Moura Aragão, Lúcia Lippi Oliveira. Arquivo digital (2h1min). Depoimento concedido ao projeto Memória de um Office na periferia: o Escritório da Fundação Ford no Brasil. Rio de Janeiro: CPDOC/FGV, 9 dez. 2011.

SPIN DOCTORS: the much-trumpeted 3x5 Initiative to treat poor Aids patients seems to have been airbrushed from history. *The Economist*. London, 25 nov. 2005. Disponível em: <www.economist.com/science-and-technology/2005/11/24/spin-doctors>. Acesso em: 3 mar. 2022.

SUTTON, F. X. The Ford Foundation: the early years. *Deadelus*, 116(1): 41-91, 1987.

SWARNS, R. L. & ALTMAN, L. K. Aids Forum in South Africa opens knotted in disputes. *The New York Times*. New York, 10 jul. 2000.

SWARNS, R. L. Loans to Buy Aids Drugs Are Rejected by Africans. *The New York Times*. New York, 22 ago. 2000.

TAYLOR, L. Covid-19: Is Manaus the final nail in the coffin for natural herd immunity? *British Medical Journal*, 372(394): 1-2, 2021.

THEFT, extortion and Aids. Editorial. *The Chicago Tribune*, Chicago, 6 jul. 2005.

TEIXEIRA, P. R. *Tá Difícil de Engolir?: experiências de adesão ao tratamento anti-retroviral em São Paulo*. São Paulo: Programa Estadual DST/Aids-SP, 2000.

TELSCH, K. Ford Foundation leads delayed philanthropic response to Aids. *The New York Times*. New York, 24 abr. 1988.

TEODORESCU, L. L. & TEIXEIRA, P. R. *História da Aids no Brasil 1983 - 2003: as respostas governamentais à epidemia de Aids*. v. 1. Brasília: Ministério da Saúde, 2015.

TERTO JR., V. *et al*. The fight goes on: advances and setbacks for access to antiretroviral drugs in Brazil. *In*: BASTHI, A.; PARKER, R. G. & TERTO JR., V. (Eds.). *Myth vs Reality: evaluating the Brazilian response to HIV in 2016*. Rio de Janeiro: Abia, 2016.

THE AIDS CHALLENGE: A Ford Foundation Response, 1987. Box 11, Series 11 Aids Background files FA717, Office Files of Shepard Forman, Ford Foundation records, RAC.

THE DURBAN DECLARATION. *Nature*, 406(6.791): 15-16, 2000.

THE GLOBAL FUND. The Global Fund: to fight Aids, tuberculosis and malaria. Annual Report 2002-2003, 2003. Disponível em: <www.theglobalfund.org/media/1328/corporate_2002to2003annual_report_en.pdf?u=636450358150000000>. Acesso em: 3 mar. 2022.

TURRA, A. Presidente do Gapa/RS, para Sonia Boechar Mattos, administradora do escritório da Ford Foundation no Rio de Janeiro. Microfilm 925-1106, FA 739E, Ford Foundation records, RAC. 15 jun. 1993.

UGALDE, A. & JACKSON, J. T. The World Bank and international health policy: a critical review. *The Journal of International Development*, 7(3): 525-541, 1995.

ULHÔA, R. Sarney quer lei que garanta remédios. *Folha de S.Paulo*. São Paulo, 13 jul. 1996.

UNAIDS EXECUTIVE OFFICE. Meeting with Secretary Thompson, 18 mar. 2004a. Briefing notes for Peter Piot. Meeting with Jim Kin, 30 January 2004. Folder 5/2/6. Piot Papers.

UNAIDS EXECUTIVE OFFICE. Meeting with Lee and R. Feachman, 30 mar. 2004b. Subject key issues from the 8th meeting of the board of the Global Fund to fight Aids, TB; Malaria, Memorandum from Peter Piot to Kofi Annan, 30 June 2004. Folder/5/2/6. Piot Papers.

UNITED NATIONS (UN). Declaration of Commitment on HIV/AIDS: resolution adopted by the General Assembly, 2 ago. 2001. Disponível em: <https://digitallibrary.un.org/record/443771#record-files-collapse-header>. Acesso em: 3 mar. 2022.

UNITED NATIONS PROGRAMME ON HIV/AIDS (UNAIDS). Getting to zero: 2011-2015 strategy, dez. 2010. Disponível em: <www.unaids.org/sites/default/files/sub_landing/files/JC2034_UNAIDS_Strategy_en.pdf>. Acesso em: 27 jul. 2022.

UNITED NATIONS PROGRAMME ON HIV/AIDS (UNAIDS). Report on the global HIV/Aids epidemic, July 2002. Disponível em: <http://data.unaids.org/pub/report/2002/brglobal_aids_report_en_pdf_red_en.pdf>. Acesso em: 3 mar. 2022.

UNITED STATES OF AMERICA (USA). *The Global Infectious Disease Threat and Its Implications for the United States*. Washington: National Intelligence Council, 2000.

UNITED STATES OF AMERICA (USA). United States Embassy. Brazil Scenesetter for visit of 3+1 Delegation. Brasília, 19 nov. 2005a. Disponível em: <https://wikileaks.org/plusd/cables/05BRASILIA3141_a.html>. Acesso em: 3 mar. 2022.

UNITED STATES OF AMERICA (USA). United States Embassy. Presidential chief of staff of Dirceu on FTTA and potential compulsory licensing of pharmaceuticals. Brasília, 20 abr. 2005b. Disponível em: <https://wikileaks.org/plusd/cables/05BRASILIA1067_a.html>. Acesso em: 3 mar. 2022.

URIBE, G. & CARVALHO, D. Brasileiro mergulha no esgoto e não acontece nada, diz Bolsonaro ao minimizar coronavírus. *Folha de S.Paulo*. São Paulo, 26 mar. 2020. Disponível em: <www1.folha.uol.com.br/poder/2020/03/brasileiro-mergulha-no-esgoto-e-nao-acontece-nada-diz-bolsonaro-ao-minimizar-coronavirus.shtml>. Acesso em: 17 dez. 2021.

VALLE, C. G. Memórias, histórias e linguagens da dor e da luta no ativismo brasileiro de HIV/Aids. *Sexualidad, Salud y Sociedad*, 30: 153-182, 2018.

VENTURA, D.; AITH, F. & REIS, R. The catastrophic Brazilian response to covid-19 may amount to a crime against humanity. *BMJ Opinion*, 2021. Disponível em: <https://blogs.bmj.com/bmj/2021/04/05/the-catastrophic-brazilian-response-to-covid-19-may-amount-to-a-crime-against-humanity/>. Acesso em: 17 dez. 2021.

VIEIRA, E. M.; D'ANGELO, L. A. V. & FERNANDES, M. E. L. *Prevenção ao HIV/Aids: experiência do projeto AIDSCAP no Brasil.* São Paulo: Associação Saúde da Família, 1999.

WENDEL, S. N. *et al*. Aids and blood donors in Brazil. *The Lancet*, 326(8.453): 506, 1985.

WESSEL, L. 'It's a nightmare.' How Brazilian scientists became ensnared in chloroquine politics. *Science,* 2020. Disponível em: <www.sciencemag.org/news/2020/06/it-s-nightmare-how-brazilian-scientists-became-ensnared-chloroquine-politics>. Acesso em: 15 de dez. 2021.

WHERE IS the prevention activism? Barcelona Aids Conference Reports, 2002. Disponível em: <www.actupny.org/reports/bcn/BCNpreventionactivism.html>. Acesso em: 3 mar. 2022.

WORLD BANK. *Adult Health in Brazil, Adjusting to new Challenges*. Washington: World Bank, 1989b.

WORLD BANK. Memorandum and recommendation of the president of the International Bank for Reconstruction and Development to the Executive Directors on a proposed loan to the Federative Republic of Brazil for an Amazon Basin Malaria Control Project. Brazil, Washington D.C., 1989a. Disponível em: <https://documents.worldbank.org/en/publication/documents-reports/documentdetail/489741468227963621/brazil-amazon-basin-malaria-control-project>. Acesso em: 7 set. 2023.

WORLD BANK. *World Development Report 1993: investing in health*. New York: Oxford University Press, 1993.

WORLD HEALTH ORGANIZATION (WHO). Building human capacity for 3 by 5, 2003a. Disponível em: <https://apps.who.int/iris/handle/10665/68665>. Acesso em: 3 mar. 2022.

WORLD HEALTH ORGANIZATION (WHO). Fifty-Sixth World Health Assembly, 19-28 maio 2003b. Disponível em: <https://apps.who.int/iris/bitstream/handle/10665/258978/WHA56-2003-REC-2-eng-fre.pdf?sequence=1&isAllowed=y>. Acesso em: 3 mar. 2022.

WORLD HEALTH ORGANIZATION (WHO). *Changing History. World Health report 2004*. Geneva: World Health Organization, 2004.

WORLD HEALTH ORGANIZATION (WHO). Progress on Global access to HIV antiretroviral therapy: an update on "3 by 5", jun. 2005. Disponível em: <https://apps.who.int/iris/handle/10665/43273>. Acesso em: 20 ago. 2023.

WORLD TRADE ORGANIZATION (WTO). Draft Ministerial Declaration: proposal from a group of developing countries, 4 out. 2001. Disponível em: <www.wto.org/english/tratop_e/trips_e/mindecdraft_w312_e.htm>. Acesso em: 3 mar. 2022.

ZUNIGA, J. M. Unaids 90-90-90 – opportunity in every difficulty. *Journal of the International Association of Providers of Aids Care*, 17: 1-2, 2018.

ENTREVISTA

BUSS, P. M. [Depoimento]. Entrevistadores: Marcos Cueto, Gabriel Lopes. Rio de Janeiro: Fiocruz. (55min). 08 ago. 2018.

Formato: 16 x 23 cm
Tipologia: Caxton Lt BT e Oranienbaum
Papel: Pólen bold 70g/m2 (miolo)
Cartão Supremo 250g/m2 (capa)
Impressão e acabamento: Infinity Gráfica
Rio de Janeiro, dezembro de 2023

Além de livrarias e distribuidoras, nossos livros também podem ser encontrados em:
livrariaeditorafiocruz.com.br (livros impressos)
books.scielo.org/fiocruz (livros digitais)